Wo ist mein Weg?
Oder: Warum will ich leiden?

Von

Doris Bernatek

Ich musste klingeln, weil ich keinen Schlüssel dabei hatte. Mein Vater öffnete mir die Tür und fing sofort an auf mich einzuschlagen. Mein Vater, ein Klavierlehrer, der nicht mal spülte um seine zarten Hände zu schonen, prügelte mit diesen Händen auf mich ein! Damals war ich gerade 15 Jahre alt. Bis dahin bin ich relativ behütet und vor allem gewaltfrei aufgewachsen.

Was war passiert? Ich hatte einen „Verbrecher" zum Freund. Einen Halbstarken, mit Lederjacke und Knastvergangenheit, der noch dazu neun Jahre älter war als ich!

Zu mir und meiner Familie

Ich bin die Älteste von fünf Kindern. Ich war ein „Unfall", aber das erfuhr ich erst später. Der Satz meines Vaters: „Das tut man nicht, was sollen die Leute denken!", zog sich wie ein roter Faden durch meine Kindheit und meine Jugend. Noch heute blockiert mich diese Mahnung oft. Wahrscheinlich war das der Grund, warum ich mich sofort in diesen Lederjackenrocker verliebt habe, der so ganz anders war als die Menschen, die ich bis dahin kennengelernt habe. Noch heute, 30 Jahre später, liebe ich diesen Mann. Doch ich habe mich vor drei Wochen von ihm getrennt, sonst wäre ich zugrunde gegangen.

Als meine Eltern sich 1954 kennenlernten, war meine Mutter 21 Jahre alt. Mein Vater war 44, verheiratet und hatte drei Kinder. Das Verhältnis der beiden und die ungewollte Schwangerschaft meiner Mutter war ein großer Skandal in der - ach so ehrbaren - Familie.

Als ich fünf Jahre alt war, sind meine Eltern mit mir aus dem Ruhrgebiet in den kleinen hessischen Ort gezogen, oder besser geflohen, in dem ich heute noch lebe.

Sie hatten einen schlechten Start und von Anfang an große finanzielle Probleme.

Wir waren die Exoten in unserem Wohnviertel. Mein Vater war kein Arbeiter wie die anderen Nachbarn, sondern Musiklehrer. Er ging morgens mit Hut und Mantel aus dem Haus und nicht wie alle anderen in verbeulten Arbeitshosen. Keiner hatte ihn jemals beim Rasenmähen oder Straße kehren beobachten können. „Ich kann das nicht, ich muss meine Hände schonen." Alle Freunde, die ich kennen lernte hatten großen Respekt vor ihm, aber keiner fühlte sich in seiner Nähe richtig wohl. Ich habe meinen Vater geliebt, aber er war eben nicht der Vater, den wir Kinder gebraucht hätten. Und er war auch nicht der Mann, den meine Mutter gebraucht hätte.

Als nacheinander meine vier Geschwister auf die Welt kamen, zog sich mein Vater mehr und mehr aus dem Familienleben zurück. Sein Beitrag zur Erziehung bestand darin, uns pausenlos zu sagen, was wir nicht dürfen und uns zur Ruhe zu ermahnen, wenn er zu Hause unterrichtete.

Die einzige Kommunikation die ich zwischen meinen Eltern wahrnahm, war der Streit ums Geld oder um unsere Erziehung. Auch meine Mutter konnte mir keine Leichtigkeit vermitteln. Sie mühte sich jahrelang ab, um uns Kinder ohne Geld durchs Leben zu bringen. Wenn ich an meine Kindheit zurückdenke, sehe ich meine Mutter immer nur in durchgeschwitzten Kittelschürzen und farblosen Haaren. Geld für Kleider oder gar den Luxus eines Friseurbesuches hatte sie selten.

Indessen gönnte sich mein Vater jedes Jahr vier Wochen Urlaub ohne Familie, um sich von seinem anstrengenden Beruf zu erholen. Schließlich hat er das ganze Jahr Kinder um sich, eigene und fremde. Da konnte er das im Urlaub nicht auch noch gebrauchen. Er hat immer Fahrradurlaub gemacht. Er durchquerte mit seinem Fahrrad und zwei Satteltaschen halb Europa. Einmal, als ich 13 Jahre alt war, durfte ich für eine Woche mit. Das war ein tolles, unvergessliches Erlebnis.

Meine Mutter hat oft noch nebenher gearbeitet und manchmal machte sie auch Heimarbeit. Das war sicher nicht einfach für sie, zumal es damals in unserem Haushalt noch keine elektrischen Hilfsmittel gab.

Lange Zeit hatten wir nicht einmal eine Waschmaschine. Die Wäsche wurde auf dem Herd in einem großen Topf gekocht, oder im Keller mit einem Waschbrett gewaschen. Da ich die Älteste war, habe ich, ohne dass es jemand gefordert hätte, die Verantwortung für den Haushalt und für meine Geschwister mit übernommen. Verantwortung für andere übernehmen konnte ich schon damals gut. Das war etwas ganz Selbstverständliches für mich.

Wahrscheinlich habe ich deshalb nicht gemerkt, dass ich 30 Jahre lang die Verantwortung für meinen Mann übernommen habe.

Das Kennenlernen

Drei Monate nach meiner Konfirmation, ich war 14 und noch komplett unerfahren und in keinster Weise aufgeklärt (Sex und alles was damit zusammenhing, war ein Tabuthema bei uns zu Hause), bin ich Dieter zum ersten Mal begegnet. Er muss wohl gerade frisch aus dem Gefängnis gekommen sein, denn ich hatte ihn bis dahin noch nie in unserer kleinen Stadt gesehen.
Ich war in der Abenddämmerung auf dem Weg nach Hause und er kam mir entgegen. Als wir auf gleicher Höhe waren, schnipste er mir seine Zigarettenkippe vor die Füße, lachte mich an und sagte so was wie: „Hallo Kleine!". Seitdem ging er mir nicht mehr aus dem Kopf. Noch heute wird mir ganz warm, wenn ich daran zurückdenke.
Wir hatten eine Eisdiele in unserer Stadt, in der ich mich oft mit Freunden traf. Eines Tages sah ich ihn dort wieder.

Er saß mir schräg gegenüber und ich merkte, wie er mich beobachtete.
Ich schaute immer öfter neugierig und fasziniert zu ihm hinüber. Meine Freunde sagten: „Der schaut dich immer an, der will was von dir!"
Irgendwann spielten wir zusammen Tischfußball und er drückte auf der Musikbox immer wieder das gleiche Lied. Als ich an diesem Abend nach Hause ging wusste ich, ich bin verliebt. Nach ein paar Tagen fragte er mich: „Willst du mit mir gehen?" Ich weiß heute noch ganz genau, wie ich mich damals fühlte; tausend Schmetterlinge flatterten durch meinen Bauch. Ich dachte, was will dieser Kerl ausgerechnet von mir?
Und ich dachte an meine Eltern!!!!!
Ich wusste gleich, wenn ich ja sage, kommen Probleme auf mich zu. Aber es war schon zu spät!
Ich war damals sehr schüchtern und ohne Selbstbewusstsein (daran hat sich übrigens bis heute nicht viel geändert), außerdem

zierte man sich damals als Mädchen noch etwas und so sagte ich ihm, ich überlege es mir. Einige Tage später trafen wir uns zufällig in der Stadt. Mein Herz klopfte so wild. Er kam auf mich zu und fragte: „Wie hast du dich entschieden?"
Wenn ich heute darüber nachdenke, war es damals schon genau wie heute. Mein Verstand sagte NEIN, aber mein Gefühl rief ganz laut JAAA. Also sagte ich nur ein Wort: positiv. Er schaute mich an, wir wechselten ein paar Worte und er ging weiter.
Später hat er mir etwas verschämt gestanden, das er nicht wusste was positiv bedeutet und sich erst mal schlau gemacht habe. Da ist zum ersten Mal ein Teil von seiner coolen Fassade abgebröckelt und es kam etwas von einem sehr liebenswerten, verletzlichen Menschen zum Vorschein. Von da an waren wir zusammen.

Heute weiß ich, damals mit 14 Jahren habe ich mein Leben aufgegeben noch bevor es richtig begonnen hat. Ich habe meine Seele verkauft für diesen Mann.
Und heute, 30 Jahre später, wird mir schmerzlich bewusst, dass ich gar nicht weiß wer ich bin.

Wenn man immer nur für andere lebt, nimmt man sich selbst irgendwann gar nicht mehr wahr, bis man irgendwann ganz verschwunden ist. Ab und zu hat mein Körper ganz massiv versucht auf sich aufmerksam zu machen, bis hin zu lebensbedrohlichen Dingen. Aber ich habe alles sehr konsequent ignoriert.
Wir waren jetzt also ganz offiziell zusammen. Das heißt, dass wir auch händchenhaltend durch die Straßen liefen. Man kann sich denken, dass es von Anfang an keine unbeschwerte Jugendliebe war. Und als uns zum ersten Mal eine Frau entgegenkam, die Mitglied im Kirchenchor meines Vaters war, wusste ich, jetzt hat der Kampf begonnen! Es dauerte auch nicht lange bis mich meine Eltern darauf ansprachen. Ich weiß nicht, ob mein Vater sich mehr Sorgen um mich oder um seinen „guten Ruf" machte. Meine Eltern versuchten jedenfalls (was ich heute als Mutter sehr gut nachvollziehen kann), mir diese Freundschaft auszureden, doch als das nichts nützte, haben sie mir den Umgang mit diesem Mann verboten. Ich kann mich nicht daran erinnern, dass sie jemals versucht hätten, mit mir vernünftig darüber zu reden, oder gar

Dieter zu einem Gespräch einzuladen. Es kamen immer nur Vorwürfe, Verbote oder die hilflosen Versuche, mich mit Hausarrest und dergleichen zur Vernunft zu bringen. Ich kann mich erinnern, dass einmal sogar eine Frau vom Jugendamt da war um mit mir zu reden. Aber es hat alles nicht geholfen. Im Gegenteil – je mehr alle dagegen waren, umso mehr habe ich gedacht: Euch zeig ich´s und umso größer wurde meine Liebe.

Wir hatten keine Freunde. Dadurch, dass ich nur auf diesen Mann fixiert war, war mir natürlich die Möglichkeit genommen einen vernünftigen Freundeskreis mit Gleichaltrigen aufzubauen. Und Dieter hatte auch keine Freunde. Nur ein paar wilde Typen, die immer um ihn herum waren. Das wurde dann mein Umgang und da habe ich mich eigentlich auch ganz wohl und dazugehörig gefühlt. Aber ich habe immer in zwei Welten gelebt und das hat mich sehr belastet, auch wenn es mir damals nicht so bewusst war. Ein paar Wochen nach unserem Kennenlernen war ich mit der Schule fertig und es stellte sich die Frage nach meiner beruflichen Zukunft. Ich wollte Kinderkrankenschwester werden.

Da ich aber noch 14 Jahre alt war und diese Ausbildung erst mit 18 beginnen konnte, musste ich vier Jahre überbrücken. Was sollte ich tun? Das war ein Thema, über das ich mit Dieter nicht reden konnte. Eigentlich konnte ich mit ihm über gar kein Thema reden. Schon gar nicht über mich persönlich, weil er sich im Grunde gar nicht für mich und mein Wohlergehen interessierte. Für ihn war nur wichtig, dass ich mich so benahm und so lebte, dass er keinen Nachteil davon hatte. Sein Ego, seine verkümmerte Seele und sein Körper wollten befriedigt werden. Wenn das gegeben war, war es ihm im Grunde egal, wie es mir ging und was ich fühlte. Aber das alles habe ich – wie bereits gesagt – damals noch nicht so wahrgenommen.

Schon kurz nachdem wir zusammenkamen, gab er mir zu verstehen, dass wenn man zusammen geht, auch miteinander schläft. Ich war wahnsinnig verliebt in ihn und auch ein bisschen neugierig auf das, was da wohl kommt, denn ich war ja noch unerfahren. Außer ein bisschen knutschen und fummeln mit anderen Jungs war da noch nichts. Ich wusste auch nur aus der „BRAVO" etwas über die Anatomie des Mannes. Und selbst die „BRAVO" musste ich heimlich lesen. Für meinen Vater war das eine Schundzeitschrift, die er uns Kindern verboten hatte. Aber andererseits war ich noch gar nicht soweit, mit einem festen Freund richtigen Sex zu haben. Ich merkte, dass ich dazu noch zu jung und noch nicht bereit war. Ich hatte viel eher das Bedürfnis andere Dinge mit ihm zu erleben und vor allem mehr mit ihm zu reden, um ihn besser kennenzulernen. Im Stillen habe ich wohl auch gehofft, dass er sich mal mit der Situation in meinem Elternhaus auseinandersetzt und mit mir darüber redet, wie es mir dabei geht. Aber ich wollte ihn auch nicht enttäuschen oder gar verlieren. Und so sagte ich nicht Nein, sondern bat ihn um etwas Zeit. „Wie lange?" fragte er.

Ich überlegte kurz wie viel Zeit wohl angemessen war, um nicht als verdorben zu wirken und entschied mich dann für drei Monate. Ihn muss diese Zeitangabe wohl sehr geschockt haben, denn er hat mich entsetzt und ungläubig angeschaut.
Ich ließ mich erst mal nicht davon abbringen. Natürlich hat es dann bis zum ersten Mal keine drei Monate gedauert. Denn – wie schon gesagt – seine Bedürfnisse waren wichtiger als meine. Unser erstes Mal fand in seinem Zimmer statt und war eine einzige Katastrophe. Ich war bis dahin zwei- bis dreimal bei ihm zu Hause gewesen. Die Diskrepanz zwischen unseren beiden Familien war riesig. Was sich in dieser kleinen, schmuddeligen Wohnung und in dieser Familie so alles abspielte, wusste ich damals noch nicht. Ich spürte nur, diese Menschen können nicht glücklich sein. Aber davon später...
Zurück zu unserem ersten Mal. Ich weiß noch, ich war sehr unsicher, total verklemmt und wusste überhaupt nicht was ich jetzt eigentlich machen sollte. Ich habe mich fast zu Tode geschämt. Aber Dieter hat sich – zumindest in dieser Beziehung – als sehr vorsichtig, sensibel und einfühlsam bewiesen. Er hat das Zimmer abgedunkelt, Musik angestellt und war sehr zärtlich und vorsichtig. Für mich war es einfach nur schrecklich. Kein Mensch hat mich auf das vorbereitet was dann kam. Ich habe die ganze Zeit bewegungslos dagelegen und als ich irgendwann etwas Feuchtes zwischen meinen Beinen spürte, wäre ich vor Scham fast im Erdboden versunken. Aber so ganz falsch kann es nicht gewesen sein, denn es kam keine Kritik. Nur ein zärtliches „Ich liebe Dich." Ich hätte gerne mal irgendwann mit ihm darüber geredet, aber ich habe nie gelernt über irgendetwas zu reden. In meiner Familie

wurde entweder kritisiert oder totgeschwiegen. Man redete über Geld, Schule, Beruf oder Hausarbeit, aber niemals über Gefühle, Bedürfnisse oder Sex, zumindest nicht in der Gegenwart von uns Kindern.

Mein Mann hatte sowieso selten das Bedürfnis über irgendetwas zu sprechen, es sein denn, um sich Vorteile zu verschaffen. Dann konnte er mit seinen Worten Steine zum Schmelzen bringen.

Auch Verhütung war nie ein Thema. In dieser Zeit habe ich meinen Schutzengel sehr überstrapaziert. Viele Jahre ungeschützten Sex, ohne dass etwas passiert ist.
Doch…. einmal mit 15 hatte ich eine Fehlgeburt. Allerdings wusste ich das damals nicht und es hat mir auch nie jemand erklärt. Ich weiß noch, dass der Arzt im Krankenhaus meine Mutter damals lauthals als verantwortungslos beschimpft hatte und sie genauso laut zurückgebrüllt hatte, aber ich wusste nicht um was es ging. Erst viel später wurde mir klar, was damals mit mir los war, aber wie gesagt, hat niemand mit mir darüber geredet.
Auch danach hat keiner mit mir über Verhütung gesprochen, nach dem Motto: Das nicht sein kann, was nicht sein darf!

Wenn ich heute so zurückdenke, hat fast unsere ganze Freizeitgestaltung aus Schmusen und Sex bestanden. Ich hatte nicht sehr viel Freizeit damals. Ich durfte am Wochenende bis 22:00 Uhr raus und mittwochs bis 20:00 Uhr. Meistens haben wir diese Zeit nur genutzt um miteinander zu schlafen. Mein Mann war natürlich sehr erfahren in diesen Dingen und hat mir sehr behutsam alles beigebracht was Spaß macht und dazu gehört. Er war sehr zärtlich und phantasievoll. Im Laufe der Zeit habe ich auch Gefallen daran gefunden, doch es hat noch sehr lange gedauert bis ich mich dabei entspannen konnte. Einmal habe ich versucht mit ihm darüber zu reden, dass unser Liebesleben nicht sehr spontan sei. Es war so vorprogrammiert. Immer mittwochs, samstags und sonntags und wenn ich außer der Reihe mal Ausgang hatte - ging´s auch noch ins Bett. Ich sagte: „Wir können doch auch mal was anderes unternehmen." Er wurde sehr ärgerlich: „Ich kann doch nix dafür, wenn du sonst nicht raus darfst!" schnauzte er mich an.

Ich glaube, es ist ihm nie in den Sinn gekommen einen Abend mit mir zu verbringen ohne dass wir ins Bett gegangen wären. Ich habe dann nie wieder davon gesprochen, denn ich wollte ihn nicht verärgern. Außerdem hatte ich ja keinen Maßstab und dachte wahrscheinlich das müsste so sein.

Erst viel später wurde mir bewusst, dass für ihn die sexuelle Befriedigung oberste Priorität hatte und heute noch hat. Natürlich braucht jeder Mensch das Gefühl geliebt zu werden, aber mein Mann ist davon abhängig.

In seiner Seele lebt immer noch das Kind, das bei seinem Vater vergeblich nach Zuneigung gesucht hat. Bei ihm ist es deshalb zur Sucht geworden. Um diese Sucht zu befriedigen, spielt er rücksichtslos mit den Gefühlen aller Beteiligten.

Zu seiner Familie

Manchmal saßen wir auch bei seiner Mutter in der Küche und haben geredet. In diesen Momenten habe ich sehr viel über die Familie und ihre Lebensweise erfahren. Seine Mutter war eine ganz liebe Frau, die ihr ganzes Leben lang sehr unter ihrem gewalttätigen Mann gelitten hat.

Die schwere Last die sie zu tragen hatte, drückte sie so nieder, dass sie ganz krumm wurde und ihre Schultern zum Schluss fast im rechten Winkel zu ihrem Unterkörper stand. Ich habe sie sehr gern gehabt und ich habe oft versucht ihr ein bisschen beizustehen, indem ich einfach nur bei ihr gesessen und mit ihr geredet habe.

Später habe ich manchmal für sie geputzt oder eingekauft, während andere Mädchen in meinem Alter ausgingen und ihren Spaß hatten. Aber darüber habe ich nie nachgedacht. Ich habe mich einfach wohl gefühlt in ihrer kleinen schmutzigen Küche.

Mein Mann hatte noch drei Geschwister. Sein jüngster Bruder war in einem Erziehungsheim, seine Schwester war verheiratet und sein älterer Bruder arbeitete damals irgendwo in einem Kohlebergwerk im Ruhrgebiet. Alle Kinder, einschließlich meines Mannes, waren Alkoholiker und kamen mit ihrem Leben nicht zurecht. Sie wurden alle geprägt von ihrem Vater, der in der Familie nur Angst und Schrecken verbreitet hat. Er war nie faul. Er hat sein Leben lang gearbeitet und Geld für seine Familie verdient. Dafür hat er sich aber auch das Recht herausgenommen zu trinken und im Suff seine Familie zu verprügeln oder auf andere Art zu tyrannisieren oder zu quälen.

Anerkannt war bei ihm nur wer saufen, prügeln oder klauen konnte ohne sich erwischen zu lassen. Andererseits konnte man aber für genau diese Dinge bestraft werden, wenn es ihm gerade in den Sinn kam. Dinge wie Liebe, Zärtlichkeit, Verantwortung oder das Ausleben von positiven Gefühlen gab es nicht in dieser Familie.

Unser Leben
(1. Teil)

Wäre ich etwas älter gewesen oder zu Hause besser auf das Leben vorbereitet worden, hätten bei mir wahrscheinlich alle Alarmglocken geläutet. Aber so habe ich in meiner Naivität gedacht, wir lieben uns und allein durch diese Liebe wird alles besser. Ich habe alles durch eine rosarote Brille gesehen. Aber ich habe auch damals schon den sanften, verletzlichen und sehr sensiblen und nach Liebe schreienden Dieter gespürt, der durch die psychische und physische Gewalt seines Vaters diese Eigenschaften tief in sich verkapselt hat. Ich habe geglaubt, durch meine Liebe zu ihm würde er seine Vergangenheit bewältigen können und zu dem Menschen werden, den er tief in sich versteckt hat. Das war natürlich ein Trugschluss.

Heute, nach 30 Jahren weiß ich, dass seine Seele schon zu sehr gelitten hatte, als das ein 15-jähriges Mädchen sie mit Liebe allein hätte retten können. Ich weiß bis heute noch nicht, wie er das damals alles gesehen hat. Hat er auch von einem anderen Leben geträumt? Oder hat er mich von Anfang an bewusst dazu missbraucht seine Wunden zu lecken? Hat er mich 30 Jahre lang belogen, wenn er versprach etwas zu ändern, nur um mich zu halten, obwohl er gar nicht wusste was er ändern sollte? Oder war ihm sehr wohl bewusst was mit ihm nicht stimmte und er hatte nur keine Kraft und keine Lust sein Leben in den Griff zu bekommen? Damals jedenfalls war ich einfach nur verliebt und habe ihn gegen jeden verteidigt, der versucht hat, mir die Augen zu öffnen.

Ich habe mir damals schon von ihm wehtun lassen und er hat mich sehr oft verletzt. Ich habe alles hingenommen und nie jemandem davon erzählt, um ihn nicht in einem schlechten Licht dastehen zu lassen. Lieber habe ich still gelitten. So war er zum Beispiel oft nicht da, wenn wir verabredet waren, oder aber er hat nach Alkohol stinkend seinen Rausch ausgeschlafen und hat gar nicht registriert, dass ich da bin. Das war für mich dann umso schlimmer, weil ich zu Hause oft wie eine Löwin gekämpft habe, um zu ihm zu kommen. Ich bin dann traurig wieder nach Hause gegangen, nur um am nächsten Tag wieder vor seiner Tür zu stehen. Jede Ausrede und jede Lüge von ihm war mir recht, wenn wir nur zusammenblieben. Ich war damals sehr stolz seine Freundin zu sein. Genauso wie ich auch heute noch stolz bin, seine Frau zu sein. Er ist heute noch ein ganz besonderer Mensch für mich, aber er schafft es nicht, seine Vergangenheit aufzuarbeiten, um ein freier Mensch zu werden. Nicht für sich selbst, nicht für seine Kinder und auch nicht für unsere gemeinsame Zukunft.

Ein Erlebnis von früher ist mir noch ganz besonders gut in Erinnerung: Wir hatten uns, was nicht oft vorkam, in einer Diskothek verabredet. Ich war im Bad um mich zum Ausgehen fertig zu machen.

Meine Mutter kam rein und sagte: „Du brauchst gar nicht weitermachen, du gehst heute Abend sowieso nicht weg. Pfui Teufel, dich so aufzudonnern, für so einen Kerl."

Ich habe gedacht die Welt stürzt ein. Ich hatte mich so auf diesen Abend gefreut. Endlich mal was anderes als nur zusammen ins Bett zu gehen. Ich habe alles versucht, aber es war zwecklos.

Sie haben mich in meinem Zimmer eingesperrt. Ich war verzweifelt. Wenn man bedenkt, dass ich bis auf meine heimlichen Treffen mit Dieter eine sehr brave, fleißige und angepasste Tochter war, kann man vielleicht ermessen, was es bedeutete, was ich dann getan habe. Mein Zimmer lag über einer Garage. Ich bin mit dem Mut der Verzweiflung aus dem Fenster gesprungen. Zum ersten Mal habe ich mich ganz offen aufgelehnt. Ich bin dabei Tausend Tode gestorben, aber nichts war mir wichtiger als mit diesem

Mann zusammen zu sein. Danach lief ich ca. 1 km auf dunklen einsamen Straßen zum Bahnhof (ich wäre auch 10 km gelaufen). Ohne Geld und ohne Fahrkarte fuhr ich mit dem Zug in den nächsten Ort zur Diskothek. Mein Herz klopfte wie wild. Gleich würde ich bei ihm sein. Ich machte die Tür zur Disco auf und nach kurzem Suchen fand ich ihn. Er war betrunken, hatte eine andere Frau im Arm, grinste mir höhnisch ins Gesicht und sagte: „Du kommst zu spät. Ich kann dich heute nicht gebrauchen. Geh nach Hause - kleine Mädchen gehören um diese Zeit ins Bett."

Ich spüre heute noch wie ich mich damals gefühlt habe. Ich stand wie unter Schock und dachte, das ist das Ende der Welt. Der Mann für den ich gestorben wäre, hat mich in aller Öffentlichkeit gedemütigt.

Irgendwie bin ich zurück nach Hause gekommen.

Das war der Abend an dem ich klingeln musste, weil ich keinen Schlüssel dabei hatte. Ich weiß nicht mehr, was mehr weh getan hat, die Prügel meines Vaters oder die Demütigung meines Freundes.

Zwei Dinge von diesem Erlebnis sind übrigens sehr bezeichnend für meine Beziehung zu meinem Mann bis heute.

Bei meiner Aktion, vom Sprung aus dem Fenster bis zum öffnen der Tür der Diskothek, habe ich weniger daran gedacht, was es für Konsequenzen für mich hat, vielmehr habe ich mich die ganze Zeit gesorgt, dass mein Freund auf mich wartet. Es war für mich viel wichtiger, ihn zufrieden zu stellen, als an meine Bedürfnisse zu denken. Schon damals bin ich nicht auf die Idee gekommen, dass er mit so einer Situation erwachsen umgehen kann. Das mag für viele nicht nachvollziehbar sein, aber ich denke, das ist das typische Verhalten, das ein schwacher, suchtkranker Mensch in seinem Partner hervorruft. Der andere ist ja krank und schwach, also muss man selber bis über seine Grenzen hinaus funktionieren, um alles auszugleichen. Er kann ja nichts dafür. Das zweite ist, dass er mich maßlos verletzt und enttäuscht hat und ich ihm bedingungslos verziehen habe.

Es entzieht sich komplett meiner Erinnerung, was in den Tagen darauf abgelaufen ist, aber Tatsache ist, ich bin bei ihm geblieben. Es kamen aber noch sehr, sehr viele Verletzungen und Demütigungen. Ich habe sie alle hingenommen, entschuldigt und verziehen. Aber jede einzelne hat eine Narbe hinterlassen.

Mein Berufswunsch Kinderkrankenschwester zu werden hat sich nicht erfüllt. Ich habe ein Praktikum in einem Kinderkurheim in der Nähe begonnen. Dort hatte ich zwar ein Zimmer, aber wenn ich frei hatte wohnte ich zu Hause.
Meine Eltern waren wohl ganz froh, dass ich etwas aus der Schusslinie war und unter Aufsicht stand, denn die Kontrollen und Bestimmungen in diesem Hause waren sehr streng.
Übrigens auch der Umgang mit den kranken Kindern. Es gab dort einige gewalttätige Schwestern. Manchmal war es für mich kaum auszuhalten, wenn ich mit ansehen musste, wie die Kinder (zu ihrem eigenen Wohl natürlich) gequält wurden. Unterernährten Kindern wurde das Essen mit Gewalt in den Mund gestopft. Wenn sie würgten oder sich erbrachen, wurde das ignoriert oder es wurde einfach weitergemacht. Ein paar Mal habe ich zaghaft versucht diese Dinge zu kritisieren, aber ich war ja nur eine kleine Praktikantin, die keine Ahnung vom Umgang mit Kindern hatte. Auch zu Hause hat mich keiner richtig ernst genommen, wenn ich versucht habe davon zu erzählen. Abgesehen hiervon hat mir die Arbeit mit den Kindern großen Spaß gemacht.
Dieter hat mich dort ein paar Mal besucht, aber er kam natürlich nicht in das Gebäude rein. Wir standen im Garten und haben uns unterhalten. Manchmal gingen wir auch spazieren. Natürlich wurde das alles von der Heimleitung beobachtet und in meiner Akte vermerkt. Man muss sich das mal vorstellen, so ein nettes junges Mädchen und so ein wilder Kerl mit Elvis - Tolle, Lederjacke und Cowboystiefeln.
Dieter hatte damals noch keinen Führerschein, kam aber einmal mit einem Freund in dessen Auto um mich nach Feierabend abzuholen. Ich hatte nach Arbeitsende noch bis 22:00 Uhr Ausgang.
Wir fuhren zu ihm nach Hause und machten das, was wir immer machten: Wir gingen ins Bett. An diesem Abend überredete er mich bei ihm zu bleiben. Wir hätten noch nie eine ganze Nacht für

uns gehabt und am nächsten Morgen würde ich pünktlich in der Klink sein, hatte er mir versprochen.
Es wurde dann auch eine sehr schöne Nacht, obwohl mich die ganze Zeit mein schlechtes Gewissen plagte. Aber um solche Nebensächlichkeiten machte sich Dieter keine Gedanken. Er hatte mich die ganze Nacht. Was das für mich bedeutete war nicht wichtig.

Ich kam am nächsten Morgen wirklich pünktlich vor Dienstbeginn in der Klinik an - aber die Leiterin hatte mich gesehen. Da ich total übernächtigt war, habe ich mich auf aufs Bett gelegt und bin eingeschlafen. Natürlich habe ich verschlafen und als die Schwester an meine Tür klopfte, war ich unfähig zu arbeiten und sagte ich hätte Kopfschmerzen. Damit war meine Karriere als Krankenschwester beendet. Meine Eltern reagierten recht gelassen. Sie haben keine große Sache daraus gemacht. Ich vermute, sie waren schon so gestresst von mir, dass sie keine Nerven für große Auseinandersetzungen hatten. Außerdem waren es immer peinliche Momente, wenn etwas Unangenehmes besprochen werden musste. Wir haben dann also gemeinsam überlegt, wie es weitergehen sollte. Ich wollte auf jeden Fall etwas Medizinisches machen und habe mich dann schließlich für den Beruf der Zahnarzthelferin entschieden. Damals war die Ausbildungssituation noch nicht so düster wie heute. Einige Wochen später hatte ich einen Ausbildungsplatz in einer etwas größeren Stadt, 40 Km entfernt. Ich hatte die richtige Entscheidung getroffen. Die Arbeit hat mir sehr viel Spaß gemacht. Mein Chef hatte seine Praxis im eigenen Haus. Er hatte zwei Kinder und wenn seine Frau mittags kochte, konnte ich gegen ein kleines Entgelt mitessen.
Den Rest meiner Mittagspause habe ich mit Spaziergängen verbracht. Manchmal bin ich auch durch die Kaufhäuser gestreift, aber viel Geld, um mir dort was zu kaufen, hatte ich nicht.
Von meinem kleinen Lehrlingsgehalt wurde ein Teil zurückgelegt für die spätere Aussteuer. Außerdem musste ich ja auch noch die Fahrkarte für den Zug bezahlen. Aber das hat mir nicht viel ausgemacht. Ich habe früh gelernt mit wenig auszukommen und das war auch gut so. Es sollte später nochmal sehr wichtig werden für mich, dass ich kein übersteigertes Konsumdenken hatte.

Irgendwann habe ich in den Kaufhäusern angefangen zu klauen. Es waren meist nur Kleinigkeiten, die ich gar nicht brauchte. Es ging mir nur um den Nervenkitzel. Heute denke ich, ich habe damit die Defizite in meinem Leben ausgeglichen. Zu dieser Zeit war mein Schutzengel wieder sehr beschäftigt, denn ich bin nie erwischt worden. Irgendwann hat mir das nicht mehr gereicht und ich habe angefangen meine Kollegin zu beklauen. Ihre Handtasche hing an der Garderobe, wo jederzeit jemand vorbeikommen konnte. Wahrscheinlich war es gerade das, was mich gereizt hat. Ich habe ihre Geldbörse aus der Tasche geholt und mir immer nur ein paar Pfennige rausgenommen. Es ging mir also nicht um das Geld, sondern wieder nur um den Reiz. Ich habe mich nicht sehr gut dabei gefühlt und ich konnte auch nicht verstehen, warum ich das mache. Irgendwann hat sie dann mal was gemerkt und ihr Kleingeld mit wasserfestem Stift markiert. Als dieses Geld bei mir gefunden wurde, war ich meine Lehrstelle los. Aber wieder hat niemand ein großes Theater gemacht oder gar die Dinge mal hinterfragt. Im Gegenteil - mein Chef hat mir noch genug Zeit gelassen mich nach einer neuen Stelle umzusehen. Und wieder hatte ich Glück. In meiner Stadt gab es eine Zahnärztin, bei der ich meine Lehre zu Ende machen konnte. Von da an war ich geheilt. Ich habe danach nie wieder geklaut.

Ein paar Wochen nach meinem Lehrstellenwechsel musste Dieter für drei Jahre ins Gefängnis. Wenn ich mich richtig erinnere, ging es um Dinge wie Einbruch, Diebstahl und Körperverletzung, die während seiner Bewährungszeit vorgefallen sind. Ich habe davon selten etwas mitbekommen. Im Verdrängen von unangenehmen Dingen war ich wohl damals schon gut. Ich habe ihm versprochen auf ihn zu warten und ihm treu zu bleiben.
Meine Liebe zu ihm war nach wie vor ungebrochen. Ich war sehr traurig als er weg war und ich hatte große Sehnsucht nach ihm. Aber da war noch ein anderes Gefühl. Damals hätte ich es nicht in Worte fassen können, heute weiß ich was es war - es war als hätte mir jemand meine Fesseln abgenommen.

Ich sagte ja schon, ich habe meine gesamte Freizeit mit ihm verbracht, habe nur für ihn gelebt und es war nicht immer einfach. Es war mir natürlich nicht bewusst, aber ich war als 15-Jährige mit diesem Mann und seinem Leben total überfordert. Jetzt, wo er weg war, konnte ich wieder frei atmen. Die Situation in meinem Elternhaus entspannte sich, weil meine Eltern natürlich davon ausgingen die Sache hätte sich damit von selbst erledigt. Ich konnte meine Freizeit wieder selbst gestalten. Ich konnte ausgehen und mit Freunden Spaß haben ohne dass mich jemand eifersüchtig beobachtete oder Besitzansprüche angemeldet hätte. Natürlich war es schon zu spät für einen „vernünftigen" Freundeskreis. Das Leben mit Dieter hatte mich schon zu sehr geprägt. Ich konnte mit meinen ehemaligen Schulfreunden nichts mehr anfangen. Die waren mir alle zu brav und anständig und für sie war ich auch schon ein Außenseiter.

Die Leute mit denen ich zusammen war, waren auch nicht das, was sich mein Vater als geeigneten Umgang für mich vorgestellt hatte. Aber er sagte sich wohl, immer noch besser als dieser kriminelle Rocker.

Ich hatte damals eine Freundin (Monika, die übrigens heute noch meine einzige und liebste ist), die zu dieser Zeit bei den in Deutschland stationierten Amerikanern verkehrte. Manchmal bin ich mit ihr gefahren, wenn irgendwo Partys oder Tanzveranstaltungen waren. Einmal hätte ich mich fast in einen gutaussehenden Soldaten verliebt. Aus dieser Zeit stammt wohl auch meine Liebe zum Soul. Aber ich habe bald gemerkt, dass war nicht meine Welt.

Oft habe ich in dieser Zeit auch abends bei Dieters Mutter in der Küche gesessen. Immer wenn sein Vater Spätdienst hatte, habe ich sie besucht. Wir haben geredet, Fernsehen geschaut und manchmal hat sie gesagt: „Komm Kind, wir trinken einen Schnaps." Ich habe mich in diesen Stunden bei ihr sehr wohl gefühlt.

Ich war Dieter dann immer ganz nah. Natürlich ist der Kontakt zu ihm nicht abgebrochen. Wir haben uns regelmäßig glühende Liebesbriefe geschrieben. Von ihm kamen wunderschöne Gedichte und herrliche, selbstgemalte Bilder.

Er hat mir in seinen Briefen von seinem Leben im Knast erzählt und er hat mir versprochen, er holt mir die Sterne vom Himmel, wenn er wieder draußen ist. Ich habe ihm jedes Wort geglaubt. Ich hielt mich für das glücklichste Mädchen unter Gottes weitem Himmel.

Kurz bevor ich Dieter kennen lernte machte meine Mutter mit meinen Geschwistern und mir Urlaub. Es war ein kleiner Ort in der Rhön. Wir wohnten in einem kleinen Gasthof, in dem abends die Dorfjugend verkehrte. Dort habe ich einen Jungen kennen gelernt den ich sehr süß fand. Er war zwei Jahre älter als ich und ich habe ihm wohl auch gefallen, denn er hat mich immer angelächelt. Was zwischen uns stattgefunden hat, waren die ersten zaghaft aufkeimenden Gefühle zwischen zwei unschuldigen Kindern.

Wir hatten uns ein bisschen ineinander verliebt. Wieder zurück aus dem Urlaub habe ich immer mal wieder an ihn gedacht, aber es waren nur flüchtige Gedanken. Eine schöne Urlaubserinnerung eben.

Im Sommer meines 15. Lebensjahres (Dieter war im Gefängnis), bin ich auf die Idee gekommen wieder in diesem kleinen Ort Urlaub zu machen. Je mehr ich darüber nachdachte, umso mehr begeisterte mich dieser Gedanke. Nur, wie bringe ich das meinen Eltern bei. Ich war ja erst 15. Sie ließen mich nie im Leben alleine verreisen. Nach längeren Diskussionen willigten sie zu meiner großen Überraschung schließlich ein. Sie wussten, ich bin bei den Wirtsleuten gut aufgehoben und sie dachten wohl auch, dass mich dieser Urlaub endlich ein Stück von Dieter wegbringen würde. Denn sie wussten, dass wir uns schreiben und haben alle seine Briefe heimlich gelesen.

Ich war sehr aufgeregt. Was dieser Junge wohl machte? Ob er mich noch kannte? Endlich war es soweit.

Ich weiß nicht mehr wer mich hinbrachte, jedenfalls wurde ich mit meinen Koffern an der Rezeption abgegeben, mit der Bitte, gut auf mich aufzupassen.

Genau wie beim letzten Mal kamen gegen Abend alle jungen Leute auf der Terrasse des Gasthofes zusammen. Ich gesellte mich dazu. Sie kannten mich alle noch und freuten sich mich zu sehen. Alle waren da, bis auf einen.

Ich fragte ganz beiläufig: „Gibt es den Harry noch?" Sie grinsten und sagten: „Ja, der kommt auch noch, na der wird Augen machen."

An ihrem bedeutungsvollen Grinsen konnte ich erkennen, dass er mich auch nicht vergessen hatte. Wir redeten und lachten. Eine vergnügte Gruppe junger Menschen. So etwas hatte ich bis dahin nicht kennen gelernt. Und dann kam er! Mir klopfte das Herz bis zum Hals. Nie werde ich seinen überraschten Gesichtsausdruck vergessen. Es wurde ein sehr vergnüglicher, unbeschwerter Abend. Das Kribbeln zwischen uns beiden wurde immer stärker. Als der Abend zu Ende ging und wir uns verabschiedeten, wussten wir, ohne dass wir dazu Worte gebraucht hätten, wir haben uns verliebt und werden uns wiedersehen. Es war eine sehr zarte Liebe zwischen zwei Teenagern. Nicht die abhängige, ungesunde Liebe, die ich für Dieter empfand. Die fand auf einer ganz anderen Ebene statt. Für die nächsten zwei Wochen versuchte ich ihn aus meinem Bewusstsein zu verbannen und genoss die Zeit mit Harry und seinen Freunden.

Wir kamen uns in dieser Zeit näher. Und als mein Urlaub zu Ende war, waren wir ein Liebespaar. Er hatte gerade seinen Führerschein gemacht und kam jedes zweite Wochenende zu mir, oder er holte mich zu sich nach Hause. Wir waren sehr verliebt und verbrachten eine schöne Zeit miteinander. Aber ich war nicht frei. Dieter und ich schrieben uns immer noch Liebesbriefe und fingen an unsere Zukunft zu planen. Ich kam von diesem Mann nicht los. Ich habe ihm geschrieben, dass ich einen anderen Jungen kennengelernt habe, aber ich glaube er hat das nicht ernst genommen. Manchmal war er beleidigt und hat wochenlang nicht geschrieben. Manchmal haben wir per Brief versucht unsere Beziehung zu beenden. Dann waren wir beide sehr traurig.

Drei Briefe später war alles wieder vergessen und wir haben über eine gemeinsame Zukunft nachgedacht. Irgendwann habe ich auch mit Harry über Dieter gesprochen, aber der hat das auch nicht so ganz ernst genommen. Entweder hat er es nicht verstanden, oder er war so verliebt, das er nicht geglaubt hat mich zu verlieren. Mit Harry habe ich zweimal Urlaub gemacht. Einmal waren wir vier Wochen mit Freunden in Österreich. Wir hatten ein großes Bauernhaus für uns alleine. Es war eine schöne Zeit und ich war sehr glücklich. Aber wenn ich mal unbeobachtet war, habe ich heimlich eine Postkarte ins Gefängnis geschrieben. Danach waren

wir nochmal alleine für zwei Wochen Zelten. In dieser Zeit begann unsere Beziehung in eine Krise zu geraten. Ich wurde unzufrieden und Harry fing an, mir auf die Nerven zu gehen. Er konnte gar nichts dafür, er war sehr lieb und hatte sehr viel Geduld mit mir, aber irgendwas war verkehrt. Ich wusste nur nicht was.
Nach diesem Urlaub haben wir uns eine Weile nicht gesehen. Harry war inzwischen zu Recht sehr verärgert und genervt und machte den Vorschlag, mal ein paar Wochen Pause zu machen, damit wir über uns nachdenken konnten. Ich war einverstanden. Aber ich konnte mir nicht erklären was mit mir los war. Ich glaube es wurde mir alles zu viel.
Dieser liebe Mensch, der so unglaublich vernünftig, lieb und geduldig war, hatte so ein Verhalten nicht verdient. Und auf der anderen Seite war Dieter, der ganz selbstverständlich davon ausging, dass wir zusammengehörten und von dem ich nicht loskam. Nach ein paar Wochen hatte ich mich mit Harry wieder versöhnt. Wir haben miteinander geredet und dann lief es wieder eine Zeitlang gut zwischen uns.

Ich war inzwischen 17 ½ und in einem halben Jahr sollte Dieter entlassen werden. Immer öfter erzählte ich Harry von Dieter. Ich sprach von seiner baldigen Entlassung und von den Zukunftsplänen die Dieter für uns schmiedete und nahm dabei überhaupt keine Rücksicht auf Harrys Gefühle.
Es ist mir heute noch unverständlich, wie ich diesem Menschen so weh tun konnte. Aber er wehrte sich auch nicht. Er hörte sich alles geduldig an, was ich zu erzählen hatte. Manchmal fragte er mich auch, ob ich sicher sei, dass ich das alles auch wirklich will. Er fragte mich: „Bist du dir sicher, dass dieser Mann dich wirklich liebt und dich glücklich machen kann?" Er hat wohl gespürt, dass er mich bald verliert, aber ich glaube, er wollte es nicht wahrhaben und unsere Zeit genießen solange es ging.
Ich hätte gerne gewusst, was damals wirklich in ihm vorging. Aber ich sollte keine Gelegenheit mehr bekommen ihn danach zu fragen.

Es war Spätsommer 1973 und Harry wollte zu mir kommen. Wir hatten eine Fahrt nach München zum Oktoberfest geplant. Aus irgendeinem Grund war ich draußen vor unserem Haus auf der Straße. Vielleicht habe ich den Müll rausgebracht, vielleicht war ich auch am Zigarettenautomat. Ich weiß es nicht mehr. Ich weiß nur, dass ich nie vergessen werde, was dann geschah. Ich schaute die Straße entlang und sah einen Mann um die Ecke kommen. Ich konnte es nicht glauben und sah genauer hin. Es war Dieter! Er war vorzeitig entlassen worden. In diesem Moment war alles andere vergessen. Nur er war wichtig. Und ich wusste ganz genau, diesen Mann lasse ich nie wieder gehen.

Aber Harry konnte jeden Moment kommen. Als ich Dieter davon erzählte sagte er nur: „Schick ihn nach Hause. Jetzt bin ich wieder da. Ich liebe Dich und will mit dir zusammenbleiben." Als Harry nach einer Weile kam, habe ich ihn erst gar nicht aus dem Auto aussteigen lassen. Ich habe ihm durchs Autofenster gesagt, dass Dieter frühzeitig zurückgekommen ist und dass er wieder nach Hause fahren soll. Es wäre aus mit uns. Zu diesem Zeitpunkt war ich immer noch unfähig, zwischenmenschliche Gefühle an die Oberfläche kommen zu lassen. Allein der Gedanke daran, über so etwas offen zu reden, war mir peinlich. Nur so kann ich mir erklären, warum ich mich so kalt und herzlos verhalten habe.

Harry konnte gar nicht fassen, was da vor sich ging. Erst hat er geweint, dann fing er an mich fürchterlich zu beschimpfen. Aber er hat sich geweigert zu fahren. Dieter wurde schon ungeduldig. Er kam dazu und sagte: „Merkst du nicht, dass du jetzt hier überflüssig bist? Fahr endlich nach Hause." Noch heute, während ich das hier aufschreibe, läuft es mir kalt den Rücken runter. Ich war wohl damals schon in irgendeiner Form abhängig von Dieter. Anders kann ich mir das alles nicht erklären. Irgendwann hat Harry eingesehen, dass es keinen Sinn hat und ist gefahren. Wann immer ich später an diese Situation dachte, hat sich mir der Magen rumgedreht. Als ich irgendwann wieder klar denken konnte, wollte ich bei ihm anrufen um mich zu entschuldigen, aber ich habe es nicht geschafft. Irgendwie habe ich immer den richtigen Zeitpunkt verpasst. Einige Zeit später habe ich erfahren, dass er geheiratet hat. Da wollte ich mich dann erst recht nicht mehr in Erinnerung bringen und in sein Leben einmischen. Meine Mutter sagte, das sei sicher eine Trotzheirat gewesen. Er hat dich so gerne gehabt, da könne er sich nach so kurzer Zeit gar nicht sicher sein die richtige Entscheidung getroffen zu haben. Ich wünsche ihm sehr, dass er glücklich geworden ist. Ich würde ihn gerne mal anrufen und danach fragen, aber ich habe Angst davor nach so langer Zeit vielleicht störend in sein Leben einzugreifen. Vielleicht wecke ich damit schlafende Hunde.

An diesem Abend hat Dieter zum ersten Mal unser Haus betreten. Ich sagte zu ihm: „Ich habe keine Lust mehr auf Heimlichkeiten. Wir beide gehören zusammen und meine Eltern müssen sich endlich damit abfinden." Es war eine sehr seltsame Situation, den Mann, den meine Eltern drei Jahre bekämpft hatten, in unserer Küche sitzen zu sehen, im Gespräch mit meiner Mutter. An diesem Abend war ich sehr stolz und glücklich und fühlte mich sehr erwachsen.
Ich hatte in diesem Sommer meine Lehre erfolgreich beendet und verdiente richtig Geld. Außerdem war ich gerade dabei meinen Führerschein zu machen. Wir liebten uns und freuten uns auf die Zukunft. Meine Eltern hatten endlich kapituliert. Die Welt gehörte uns!
Vier Monate später wurde ich schwanger. Ich wusste es schon bevor mein Frauenarzt es mir bestätigte. Ich erzählte Dieter von meiner Ahnung und meinem Termin beim Arzt. Mit dem Ergebnis: Schwangerschaft positiv, ging ich mit klopfendem Herzen nach Hause, wild entschlossen auch diesen Kampf auf mich zu nehmen. Als ich in die Küche kam, saß Dieter schon da und hatte meine Mutter darauf vorbereitet, dass sie möglicherweise bald Oma würde. Und er hatte versucht meine Mutter davon zu überzeugen, dass sie sich keine Sorgen machen brauche. Er hätte sich geändert und er würde zu mir stehen. Ich sagte ja schon, wenn es darum ging etwas für sich zu bekommen, konnte sein Charme umwerfend sein. Meine Mutter war keine Frau die man leicht von etwas überzeugen konnte, aber Dieter hat es in seinem Leben immer wieder geschafft, sie und andere Menschen zu täuschen, um etwas für sich zu erreichen. In diesem Fall wollte er mich. Für mich war in diesem Moment nur wichtig, er hat Mut und Verantwortung gezeigt. Ich war sehr stolz auf ihn. Mut und Verantwortung waren Eigenschaften, die ich später nicht mehr oft erleben sollte.

Natürlich war für uns klar, dass wir heirateten. Wir sprachen von nichts anderem mehr. In unserer Phantasie bauten wir uns ein warmes Nest, in dem wir als kleine Familie glücklich leben würden. Ich weiß nicht ob Dieter damals wirklich an all das glaubte was wir uns erträumten. Es war wohl eher der verzweifelte Wunsch, dass es einfach gut gehen muss und er endlich die Nestwärme bekommt, die er sein ganzes Leben lang vermisst hat. Er wusste ja gar nicht, was Ehe und Familie eigentlich bedeutet. Also war er auch nicht fähig ernsthaft daran zu arbeiten. Und ich war zu unerfahren, um alles zu durchschauen. Also beließen wir es beim Träumen. Dieter benahm sich in der nächsten Zeit jedenfalls sehr vorbildlich. Er fand Arbeit und bemühte sich in der übrigen Zeit ganz lieb um mich und bemühte sich auch sehr, meine Eltern davon zu überzeugen, dass sie sich keine Sorgen machen brauchten. Natürlich blieben sie skeptisch. Sie hatten eben doch die größere Lebenserfahrung.

Sie versuchten uns davon zu überzeugen, dass wir nicht unbedingt gleich heiraten müssten. Wir könnten doch auch erst mal so zusammenleben, bis wir sicher seien, dass wir im Alltag zurechtkämen.
Zu einer Zeit als die „Wilde Ehe" noch sehr verpönt war, muss meinen konservativen Eltern dieser Vorschlag sehr schwer gefallen sein. Es war ein letzter verzweifelter Versuch, mich vor meinem Unglück zu bewahren. Aber ich war, wie gesagt, viel zu naiv und zu unerfahren, um das zu verstehen. Mein Glaube daran, dass dieser Mann für mich und unser Kind sein Leben in den Griff bekommt, war ungebrochen. Alles was er dafür brauchte war Liebe. Und davon hatte ich reichlich.

In den nächsten Wochen waren wir mit Vorbereitungen beschäftigt. Wir planten unsere Hochzeit und suchten uns eine Wohnung. Ich hatte inzwischen meinen Führerschein und ein kleines Auto. Damit fuhren wir los und kauften unseren Hausrat zusammen. Es war ein herrliches Gefühl. Endlich brauchten wir uns nicht mehr zu verstecken. Im Gegenteil, jeder sollte sehen: wir gehören zusammen und planen eine gemeinsame Zukunft. Wir fühlten uns sehr erwachsen, wenn wir vor den Regalen im Kaufhaus standen und Gläser für unseren noch nicht vorhandenen Wohnzimmerschrank aussuchten. Jetzt war ich froh, dass meine Eltern darauf bestanden hatten, rechtzeitig an die Aussteuer zu denken.

Heute wird dieses Wort noch milde belächelt. Und es hat zum Teil auch seinen Sinn verloren, in einer Zeit, in der die Jugendlichen orientierungslos durchs Leben laufen und nur noch wenig anfangen können mit den Idealen, die für uns noch wichtig waren.

Jedenfalls waren wir reichlich ausgestattet mit Bettwäsche, Handtüchern, Töpfen, Tellern und dergleichen. Unsere Möbel haben wir im Katalog auf Raten bestellt. Dafür hat das Geld dann nicht mehr gereicht.

Wir haben dann auch rechtzeitig eine schöne Wohnung gefunden. Neubau, 70 Quadratmeter, drei Zimmer, Küche, Bad. Alles lief gut. Dieter verhielt sich in dieser Zeit sehr vorbildlich. Es gab keinen Streit, keine aggressiven Ausbrüche und keine Alkoholexzesse.

Er ging als angehender Schwiegersohn in meinem Elternhaus inzwischen ganz selbstverständlich ein und aus. Und es hat ihm wohl sehr gut getan, mal für eine Zeit von seinen Problemen abgelenkt zu sein. Als meine Eltern merkten, sie können an meiner Entscheidung nichts mehr ändern, haben sie sehr viel Größe gezeigt und Dieter als neues Familienmitglied angenommen und ihn nicht mehr als Außenseiter behandelt. Dafür war ich ihnen sehr dankbar. Es hätte sowieso nichts geändert. Aber es hätte unsere Beziehung nur noch zusätzlich belastet. Sie haben sich dann auch ziemlich schnell geduzt. Früher war es noch nicht üblich seine Schwiegereltern mit Vornamen anzureden.

Ich weiß noch, dass es Dieter sehr glücklich machte, meine Eltern mit Mutti und Papa anzureden. Für meinen Vater war es sicher nicht ganz so einfach von diesem „Rocker" mit Papa angeredet zu werden. Aber damals hatte Dieter noch Humor und Charme. Damit hatte er sogar meinen Vater zum Schmunzeln gebracht und brenzlige Situationen in den Griff bekommen.

Auch mit meinen Geschwistern, die zu dieser Zeit vier, sechs, zwölf und vierzehn Jahre alt waren, kam Dieter gut zurecht. Da vor uns Kindern unangenehme Dinge ferngehalten wurden, hatten sie die negativen Begleiterscheinungen um unsere Beziehung nicht mitbekommen. Daher sind sie ihm recht offen begegnet. Oft war Dieter abends bei uns zu Hause, wenn ich von der Arbeit kam. Er hat mit meinen Geschwistern gespielt, mit meiner Mutter Kaffee getrunken oder sich irgendwo im Haus handwerklich betätigt. Harmonie pur. Nichts in dieser Zeit hat darauf hingewiesen wie alles kommen sollte.

Es wurde Zeit unsere Hochzeit zu planen. Wir, das heißt meine Eltern und wir Kinder, hatten seit vielen Jahren Kontakt zu der ersten Familie meines Vaters.
Dank des Einsatzes meiner Mutter hat sich im Laufe der Jahre ein freundschaftliches Verhältnis zwischen uns entwickelt. Einer meiner Halbbrüder sollte Trauzeuge werden, außerdem die Schwester von Dieter. Es war so vorgesehen, dass wir mit den Trauzeugen Essen gehen und anschließend in einem nahegelegenen Gasthof feiern.
Meine Eltern waren nicht sehr erfreut bei dem Gedanken, mit Dieters Familie zusammen zu feiern. Sie befürchteten ein schlimmes Besäufnis und schlimmere Katastrophen. Aber da mussten sie wohl oder übel durch.
Meine Arbeitskollegin war eine gute Bekannte meiner Mutter. Irgendwann sprach ich mit ihr über die Hochzeitsvorbereitungen. Sie hatte die Idee mit unserem Geld - statt einer Feier - lieber eine Hochzeitsreise zu machen. Sie sagte: „Wenn euer Kind erst mal da ist, habt ihr so schnell keine Möglichkeit mehr zu verreisen." Dieser Gedanke gefiel mir. Dieter war schnell überzeugt. Aber er machte sich Sorgen, dass seine Familie beleidigt sein könnte. Schließlich wurden sie um eine Feier betrogen. Also einigten wir uns auf eine Stunde Umtrunk nach dem Mittagessen. Danach wollten wir uns verabschieden. Meine Eltern sollten die Zusammenkunft dann auflösen.
Etwas später habe ich erfahren, dass es die Idee meiner Mutter war, die nach einer Möglichkeit suchte die Feier zu umgehen. Um ehrlich zu sein, ich konnte es ihr nicht verübeln. Endlich war der große Tag da. Es verlief dann auch alles sehr ruhig und friedlich. Bis auf die Tatsache, dass mein Halbbruder, der mein Trauzeuge war, am Ende sturzbesoffen nach Hause gebracht werden musste. Er ist nur ein Jahr älter als ich und es war sein erster Kontakt mit Alkohol. Der Bruder meines Mannes hatte ihn abgefüllt. Damit hatte die

Gegenseite wieder ein paar Minuspunkte. Aber das wussten wir nur aus späteren Erzählungen.
Zu diesem Zeitpunkt waren wir schon unterwegs zu unserem Flitterwochendomizil. Es war keine große Reise. Wir hatten für ein paar Tage in einem kleinen Gasthof ein Zimmer gebucht.
In einem kleinen, ca. 50 Km entfernten Ort. Zu dieser Zeit war ich im dritten Monat schwanger und hatte mit schwerer Übelkeit zu kämpfen. Auch an meinem Hochzeitstag ging es mir nicht gut. Aber als wir dort ankamen, war alles wie weggeblasen. Ich war glücklich. Wir hatten es geschafft… ich war am Ziel.

War ich das wirklich? Irgendetwas stimmte nicht. Auf unserer Hochzeitsreise spürte ich es zum ersten Mal.
Es war nur so ein unbestimmtes Gefühl, nichts Greifbares. Ich hätte es auch nicht in Worte fassen können. Im Laufe unserer langen Ehe intensivierte sich dieses Gefühl. Mal war es ganz im Hintergrund und manchmal war es schmerzlich nah. Es war die Tatsache, dass mein Mann und ich uns nie wirklich nah gekommen sind. Es stand immer irgendetwas Fremdes zwischen uns. Es gab kein Band zwischen uns. Keine wirkliche Verbundenheit.
Wir konnten uns nicht voreinander öffnen. Hätte mein Mann nicht so viele dunkle Seiten in sich vergraben, die er nicht ans Licht lassen wollte, und hätte ich gelernt über alles zu reden, was mich bewegt, ich glaube, wir wären sehr glücklich geworden. Wir haben in vieler Hinsicht gut zusammengepasst und wir haben uns in vielen Dingen gut ergänzt. Ich glaube wir haben uns wirklich geliebt.
Davon mal abgesehen verlief unsere Hochzeitsreise sehr schön. Besonders gerne denke ich an unsere Hochzeitsnacht zurück. Die war nämlich eine einzige Pleite. Es sollte ganz besonders schön werden. Wir machten eine Flasche Sekt auf und sorgten mit Kerzen für romantische Stimmung. Das Bett war alt und quietschte fürchterlich. Also wuchtete mein Mann die Matratze auf den Boden. Und als alle diese Vorbereitungen getroffen waren, ging bei ihm gar nichts mehr. Ich glaube, er fand das damals nicht so lustig. Ich habe mich herrlich amüsiert. Schließlich war es nach der ganzen Anspannung dieses außergewöhnlichen Tages kein Wunder. Wir verlebten noch ein paar angenehme Tage und dann

ging es zurück nach Hause. Ein paar Tage nach unserer Rückkehr war unsere Wohnung bezugsfertig.

Wir waren die ersten Mieter in dem Sechs-Familienhaus. Alle anderen Wohnungen waren noch nicht fertig. Glücklich und voller Optimismus fingen wir an unser Nest zu bauen. Es wurde alles sehr schön und gemütlich. Stolz luden wir nacheinander unsere Familien zur Besichtigung bei Kaffee und Kuchen ein. Als auch das geschafft war, konnte unser gemeinsames Leben endlich beginnen.
Die ersten vier Wochen unserer Ehe verliefen ruhig und harmonisch. Wir spielten Familie und wir waren beide berufstätig.
Da wir einen Ort weitergezogen waren, fuhr ich mit meinem Auto morgens zur Arbeit, verbrachte die Mittagspause bei meiner Familie und war gegen halb sieben abends zu Hause. Mein Mann arbeitete im Straßenbau. Er wurde morgens von einem Firmenbus abgeholt und wenn ich nach Hause kam, war er meistens schon da. Er saß vor dem Fernseher, der dann erst ausgeschaltet wurde, wenn wir schlafen gingen. Es war jeden Abend das gleiche Ritual – Abendessen, Duschen, Fernsehen, ins Bett gehen, miteinander schlafen. Ich habe die ersten drei Jahre meiner Ehe später aus meinem Bewusstsein verbannt. Um dieses Buch zu schreiben, musste ich mir viele Dinge erst wieder ins Gedächtnis zurückrufen.

Mein Mann war - und ist immer noch – ein sehr zärtlicher Mann. Ich habe die körperliche Liebe mit ihm sehr genossen. Am Anfang war ich auch sehr stolz, dass er mich jeden Abend begehrte, aber ich wurde irgendwann stutzig, weil er ärgerlich wurde, wenn ich mal Nein sagte. Meistens hat er mein Nein überhaupt nicht akzeptiert. Er versuchte es einfach weiter. Wenn ich dann immer noch nicht wollte, drehte er sich beleidigt zur Seite und redete kein Wort mehr mit mir. Oder er wurde ärgerlich und beschimpfte mich. Er sagte dann: „Was kann ich denn dafür das ich dich so liebe und dich jeden Tag spüren will?" Dass das alles mit Liebe nicht viel zu tun hatte, wurde mir erst viel später klar. Er selber hat es bis heute nicht begriffen.

Er schaffte es, mir mit seinem Verhalten ein schlechtes Gewissen zu machen. Und es war für mich wieder viel schwerer ihn „leiden" zu sehen als selber zu leiden. Mit anderen Worten, wenn ich mich mal durchsetzte und er mich einen Abend in Ruhe ließ, dann wusste ich aber schon, morgen muss ich wieder. Und wenn ich es mal geschafft hatte zwei Tage meine Unlust zu zeigen, hatte ich den ganzen Tag ein schlechtes Gewissen. Ich weiß, dass viele Frauen jetzt entsetzt und fassungslos den Kopf schütteln, aber all' die Frauen die auch so eine Beziehung gelebt haben, werden mich verstehen.

Und so kam es eben dazu, dass ich um des lieben Friedens Willen oftmals alles nur über mich ergehen ließ.

Allerdings gab es dann keine Spielereien. Nur eine schnelle Nummer, die ich auch immer noch versuchte, so schnell wie möglich zu beenden. Was daran für mich das schlimmste war, war die Tatsache, dass mein Mann es jedes Mal merkte und es trotzdem immer wieder tat. Er wusste ganz genau, dass er mich benutzte, um sich zu befriedigen und sich abzureagieren. Aber er war nie bereit, sich mit solchen Dingen auseinander zu setzen. Wann immer ich versuchte mit ihm darüber zu reden, war er sofort beleidigt. Er hatte jetzt endlich jemanden gefunden, den er für sein künftiges Verhalten verantwortlich machen konnte: Mich! An all' den Schmerz, den er mir und seinen Kindern zugefügt hat, war ich schuld. Und ich habe es geglaubt. Ich habe es wirklich bis vor ein paar Wochen geglaubt. Ich möchte noch einmal betonen, ich liebe meinen Mann immer noch. Ich habe immer noch Verständnis für ihn und ich möchte ihn auch hier nicht als Buhmann hinstellen, der alleine für unser Scheitern verantwortlich ist. Ich klage nicht an. Ich habe nur endlich meine rosarote Brille weggeworfen. Ich schreibe über das Leben mit meinem Mann so wie es wirklich war. Das einzige wofür ich kein Verständnis mehr habe ist, dass er sieht wie seine Kinder leiden und nichts dagegen tut. Und wenn sein Sohn an ihm zerbricht, ich glaube ich wäre fähig ihn zu töten.

Genau vier Wochen nach unserer Hochzeit fing es an!
Ich kam wie jeden Abend von der Arbeit nach Hause. Mein Mann war noch nicht da. Also fing ich an, das Abendessen vorzubereiten. Das Essen war fertig und er war immer noch nicht da. In den

nächsten Stunden beschäftigte ich mich mit allen möglichen Dingen und wurde immer nervöser und ratloser. Irgendwann spät in der Nacht hörte ich den Schlüssel an der Wohnungstür. Mein Mann kam rein. Er war total betrunken. Wäre er ein Mensch gewesen der nach Alkoholgenuss lustig wird, oder lieb oder einfach nur müde, hätte er gesagt: „Entschuldigung Schatz, ich bin mit ein paar Kollegen versackt und habe vergessen anzurufen", wäre ich wahrscheinlich etwas beruhigter schlafen gegangen. Aber mein Mann wurde aggressiv, wenn er getrunken hatte. Seine äußere Erscheinung und auch sein Wesen änderten sich auf bedrohliche Art und Weise.

Seine Augen waren nicht die, die mich zärtlich anschauten, wenn er mir Liebeserklärungen machte. Ich habe ihn vorher noch nicht so erlebt. Er war mir unheimlich und ich stand dieser Situation hilflos gegenüber. Ich fragte ihn, was das bedeuten soll. Ich hätte gekocht, auf ihn gewartet und mir Sorgen gemacht.

Er wurde ärgerlich und ich solle mich nicht so anstellen, was wäre denn schon dabei. Schließlich könne er nicht immer nur arbeiten. Seine Kollegen gingen jeden Abend nach der Arbeit noch in die Kneipe, während er brav nach Hause geht, usw. usw. … Irgendwann ging ich völlig übermüdet ins Bett und konnte noch lange nicht einschlafen. Ich war sehr durcheinander und ich hatte Angst. Am nächsten Morgen habe ich ihn natürlich kaum aus dem Bett bekommen. Er war zerknirscht, hat sich bei mir entschuldigt und versprochen, es kommt nie wieder vor. Natürlich habe ich ihm das geglaubt. Aber das Gefühl mit dem ich zur Arbeit gefahren bin war ein anderes als sonst. Am Abend war wieder alles in Ordnung. Ich hatte meinen Dieter wieder so wie ich ihn kannte. Dafür war ich dankbar. Im Laufe der Zeit wurde unsere Freizeitgestaltung etwas abwechslungsreicher.

Dieter bastelte gerne, also kaufte er sich Bausätze mit denen er sich beschäftigte. Ich habe schon immer gerne gelesen. Ich besorgte mir Bücher und las. Wir bauten riesige Puzzle zusammen und behängten damit unsere Wände. Wir gingen spazieren, besuchten Verwandte und die Familie oder gingen auch mal zum Essen aus. Unser Liebesleben spielte sich in gewohnter Weise ab.

Der Vorfall mit seinem Besäufnis war vergessen. Einmal ist keinmal, dachte ich mir. Schließlich muss er sich ja auch erst daran gewöhnen, dass er verheiratet ist.

Es waren seitdem etwa fünf Wochen vergangen, als ich wieder vergeblich mit dem Essen auf ihn wartete. Diesmal ahnte ich schon, was wieder auf mich zukam, aber ich wollte es nicht glauben, schließlich hatte er es mir versprochen. Wieder ging spät nachts die Wohnungstür auf und mein Mann kam betrunken ins Wohnzimmer getorkelt.

Jetzt war ich nicht mehr so ruhig wie beim ersten Mal. Ich wusste damals natürlich noch nicht, dass es völlig sinnlos ist, in dieser Verfassung mit ihm zu reden. Aber ich war verzweifelt und unglücklich. Ich war 18 Jahre alt, im sechsten Monat schwanger und hatte einen anstrengenden Job. Ich war jeden Tag elf Stunden unterwegs. Ich bekam langsam Angst, also fing ich an, ihm Vorwürfe zu machen. Ich weinte und redete von Dingen wie Verantwortung, Vertrauen, Respekt, Angst, Enttäuschung, Rücksichtnahme und gegebene Versprechen. Ich wusste damals nicht, dass er mich gar nicht verstehen konnte, weil das alles Fremdwörter für ihn waren. Er saß schwankend und lallend im Sessel und schaute mich böse an. Ich dachte immer wieder völlig entsetzt, das ist nicht mein Mann. Und dann fing er an mich zu beschimpfen. Dass er heute Abend getrunken habe, ist sowieso nur meine Schuld.

Ich würde meine schlechte Laune an ihm auslassen und ich würde zu wenig mit ihm schlafen, ich würde zu geschwollen reden und so wie ich mich ihm gegenüber benehme, würde ihm gar nichts anderes übrigbleiben, als sich zu betrinken.

Das alles und noch viel mehr wurde mir mit einem gehässigen Grinsen, lallend um die Ohren geworfen. Natürlich habe ich mich in meiner Dummheit in Gespräche verwickeln lassen. Und am Ende war es dann so, dass er sich reumütig bei mir entschuldigt hat. Es war alles nicht so gemeint und er liebt mich doch so sehr. Aber diesmal blieb etwas in mir zurück. Dazu kam, dass ich wirklich verunsichert war. Mit wem stimmte etwas nicht? Mit ihm oder mit mir?

Am nächsten Morgen bekam ich ihn nicht aus dem Bett. Er schlief seinen Rausch aus und ich fuhr völlig übernächtigt zur Arbeit.

Natürlich erzählte ich niemandem davon. Ich wollte nicht, dass meine Familie sich Sorgen um mich machte. Meine Eltern hatten genug eigene Probleme. Obwohl sie mir immer sagten: „Wenn irgendetwas ist, rede mit uns, wir helfen dir." Mein schlechtes Aussehen konnte ich ja mit meiner Schwangerschaft begründen. Als ich an diesem Abend nach Hause fuhr hatte ich Angst. Was würde mich erwarten? Plötzlich war nichts mehr wie vorher. Als ich zu Hause ankam war mein Mann sehr zerknirscht.
Es tut ihm leid, es war ein Fehler, er liebt mich doch und ich hätte das nicht verdient.
Wenn er das nächste Mal mit seinen Kollegen mitgeht, dann trinkt er nicht so viel und kommt auch nicht so spät heim. Ich wollte es so gerne glauben, also glaubte ich es. Ich spürte auch, die unbeschwerte Zeit war vorbei. Als er irgendwann wieder auf ein Bier weggehen wollte, kündigte er es vorher an. Er versprach nicht viel zu trinken und früh zu Hause zu sein. Er hielt sein Versprechen. Darauf war er sehr stolz. Ich freute mich natürlich und belohnte ihn mit einer schönen Nacht.

Im Laufe der Zeit wurden auch die anderen Wohnungen im Haus vermietet. Uns gegenüber zog ein junges, kinderloses Ehepaar ein, mit dem wir uns etwas anfreundeten. Wir verbrachten eine recht schöne Zeit zusammen.

Wir wohnten in einem Neubaugebiet. Als nacheinander die anderen Häuser in der Straße bezugsfertig wurden, lernte ich endlich ein paar Leute kennen in diesem Ort, in dem ich mich immer fremd und einsam fühlte. Endlich hatte ich Menschen, zu denen ich zwischendurch mal auf ein Schwätzchen gehen konnte, oder ich konnte spontan sagen, komm doch mal auf einen Kaffee rüber. Mein Mann ist ein Mensch, der ständig jedem beweisen muss, wie gut er drauf ist. Deshalb ist er immer locker, immer lustig und immer bemüht andere zum Lachen zu bringen. Er kommt schneller mit anderen Menschen in Kontakt wie ich. Und so hatten wir ein recht angenehmes Verhältnis zu unseren Nachbarn. Aber echte Freundschaften konnten sich nicht entwickeln. Dazu fehlte meinem Mann die Ernsthaftigkeit.

Im siebten Monat ging ich mit Rückenschmerzen zu meinem Frauenarzt. Er diagnostizierte eine schwere Nierenbeckenentzündung. Ich musste sofort ins Krankenhaus. Da ich keine Angst vor Schmerzen, Ärzten oder Krankenhäusern hatte und der Arzt mir versicherte, meinem Kind könne nichts passieren, ging ich recht gelassen ins Krankenhaus. Mein Mann sollte in dieser Zeit bei meinen Eltern essen.

Wann immer er Zeit hatte, kam er mich besuchen. Er erzählte dann von seiner Arbeit, wie gut er zu Hause zurechtkommt und wie sehr er mich vermisst, vor allem im Bett. Er fühle sich sehr einsam ohne mich. Es würde Zeit, dass ich wieder nach Hause komme. Ich hörte mir das alles mit gemischten Gefühlen an. Interessierte es ihn wie es mir ging? Wenn meine Eltern mich besuchten, erzählten sie mir, wie oft mein Mann nicht zum Essen kam. Und wie oft er abends wegging. Besonders mein Vater sprach oft davon. Vorsichtig genug, um mich nicht zu beunruhigen, aber deutlich genug damit ich es auch richtig verstehe.

Was er mir eigentlich damit sagen wollte war: Wenn dein Mann sich jetzt so benimmt, hat er es sicher auch in der Vergangenheit getan. Was spielt sich bei euch ab und warum hast du nie was erzählt? Aber so sagte er das natürlich nicht.

Und dass das Krankenhaus und mein Zustand nicht der richtige Moment für solche Anspielungen waren, wurde ihm wohl nicht bewusst. Aber ich wusste es ja selber. Ich kannte meinen Mann inzwischen gut genug, um es ihm anzumerken und zwischen seinen Worten die Wahrheit herauszuhören. Ich wollte es nur nicht wahrhaben. Was unsere finanzielle Situation anbetraf, ging es uns nicht sehr rosig, aber wir kamen zurecht. Mein Mann hatte mir von Anfang an gesagt, er könne mit Geld nicht umgehen und es wäre ihm recht, wenn ich das übernehme. Es hat sich dann mit der Zeit so ergeben, dass er von mir ein kleines Taschengeld bekam und ich den Rest verwaltete. Das muss für ihn manchmal sehr entwürdigend gewesen sein. Aber er hat auch nie etwas getan, um den Umgang mit Geld zu lernen und in den Griff zu kriegen. Und so kam es natürlich, dass unser Geld während meines Krankenhausaufenthaltes sehr schnell zur Neige ging. Irgendwann erzählte er mir, es sei nicht mehr viel Geld da. Ich fiel aus allen

Wolken und machte ihm natürlich wieder Vorwürfe. Wen hatte ich da eigentlich geheiratet?
Konnte ich mich denn gar nicht auf ihn verlassen? Nicht mal, wenn ich im Krankenhaus lag? Als er mich das nächste Mal besuchte sah er ziemlich zerknittert aus. Er sei gestern Abend etwas versackt, erzählte er mir. Langsam hatte ich die Nase voll. Und wieder hagelte es Vorwürfe. Ich fragte ihn: „Wo hast du denn das Geld her, ich denke es ist nicht mehr viel da?" Als ich seine Antwort hörte bin ich fast zusammengebrochen. Ich habe nur noch geweint und ihn beschimpft. Ich habe zum ersten Mal meine Wut raus gelassen, ohne Rücksicht auf seine Gefühle. Um meine kümmerte er sich auch nicht. Wir hatten für unser Kind eine Spardose zu Hause angelegt, in der schon eine (für unsere Verhältnisse) recht ansehnliche Summe zusammengekommen war. Die hatte er geknackt, um saufen zu gehen. Nachdem mein erster Schmerz vorbei war, hat mein Mann es mit seiner unwiderstehlichen Art mal wieder geschafft mich friedlich zu stimmen. Aber ich wusste, so kann es nicht weitergehen.

Irgendwas musste passieren. Wir mussten mal ernsthaft miteinander reden. Aber das war nicht so einfach. Wir konnten nicht einfach sagen: Lass uns mal reden. Keiner von uns beiden hatte das gelernt.

Nach vier Wochen wurde ich entlassen. Ich war traurig und besorgt. Ich musste meinen Kummer loswerden, aber ich fand keinen Anfang. Mein Mann merkte das natürlich. Aber er fragte nicht: Was bedrückt dich denn? Er sagte: „Deine Laune ist ja nicht zum aushalten. Was ziehst du für ein Gesicht? Hab´ ich wieder was ausgefressen?" Das nahm ich dann zum Anlass ihm von meinen Sorgen zu erzählen. Ich wollte keinen Streit und auch keine gegenseitigen Vorwürfe, ich wollte ihm einfach nur ganz in Ruhe vermitteln, was in mir vorgine und was für Vorstellungen ich von Ehe und Familie hatte. Ich habe ihm davon erzählt, was es bedeutet ein Kind zu haben. Ich habe von Verantwortung gesprochen, die Eltern mit einem Kind übernehmen. Ich möchte mit ihm zusammen unser Kind mit Liebe und Ruhe aufwachsen lassen. Und ich möchte nicht mehr seine Aufpasserin spielen, sondern seine

Frau sein. Er musste das Gefühl haben, dass eine strenge Lehrerin vor ihm sitzt und eigentlich war es auch kein Gespräch, sondern ein Monolog. Einer von vielen, die noch folgen sollten. Mein Mann muss mit all dem überfordert gewesen sein. Er wusste doch gar nicht, um was es überhaupt ging. Obwohl ich mir dessen heute nicht mehr so sicher bin. Vielleicht wusste er ganz genau um was es ging und tat nur so, weil er sich gar nicht ändern, sondern auf meine Kosten ausruhen wollte. Jedenfalls versicherte er mir, dass er das genauso will wie ich.
Er verteidigte sich immer damit, dass er Familienleben zu Hause nicht kennengelernt hat. Für alles, was er nicht auf die Reihe kriegt und für alles was er kaputt gemacht hat, hat er eine Rechtfertigung: Sein gewalttätiger Vater und seine schwache Mutter. Ich habe alles, aber auch wirklich alles was er tat, auch damit entschuldigt.

Ich wollte ihn nicht verlieren, ich habe an ihn geglaubt. Er sagte: „Ich liebe Dich sehr Doris. Ich bin dir dankbar für deine Geduld mit mir und ich verspreche dir, ich werde dir nicht mehr weh tun." Mir ist zu keinem Zeitpunkt aufgefallen, dass mein Mann niemals eine eigene Meinung zu unseren Auseinandersetzungen hatte oder eigene Standpunkte vertreten hat. Er hat immer nur verteidigt oder zugegeben, was ich ihm vorwarf oder um was ich ihn bat. Wenn ich ihn aufforderte mal zu sagen, was er wirklich darüber denkt, und was er für Vorstellungen hat, gab er mir immer zur Antwort: „Gegen dich komme ich sowieso nicht an, du bist viel zu schlau für mich." Er hat mir alles versprochen, was ich hören wollte, nur um seine Ruhe zu haben und um mich nicht zu verlieren. Ich war seine Ersatzmama, die ihn liebte, wenn er brav war und die ihn bestrafte, wenn er böse war. Denn er hat es immer als Bestrafung angesehen, wenn ich mich mal enttäuscht oder traurig von ihm zurückgezogen habe.
Auch wenn ich mal aus ganz anderen Gründen in schlechter Stimmung war, bezog er das sofort auf sich.
Da er allen immer nur den Clown vorspielte, dem es immer gut ging, konnte er für schlechte Laune, bedrückte Stimmung oder ernsthafte Momente in denen dumme Witze nicht angebracht waren, kein Verständnis aufbringen. Ich lebte für ihn die Dinge die

ihm fehlten, wie Ernsthaftigkeit und Verlässlichkeit. Und er lebte für mich was ich selber nicht leben konnte, wie Ausgelassenheit, Unbeschwertheit und Unbekümmertheit. Auf diese Weise ergänzten wir uns sehr gut. Deshalb brauchten wir uns gegenseitig und deshalb liebten wir uns wohl auch so sehr. Vielleicht gaben wir aus diesem Grund den verzweifelten Kampf um unsere Liebe nie auf. Tief in mir drin will ich mir immer noch nicht eingestehen, dass wir den Kampf verloren haben.

Pünktlich zum errechneten Termin setzten die Wehen ein. Da ich meinen Mann immer mal wieder daran erinnert habe, dass ich hochschwanger bin und es jeden Tag losgehen kann, hatte er die letzten Wochen auch meistens bei mir zu Hause verbracht. Ich weiß nicht mehr, wie ich ins Krankenhaus gekommen bin, denn mein Mann hatte zu dieser Zeit noch keinen Führerschein. Vielleicht hat er ein Taxi oder einen Krankenwagen gerufen.
Bei der Geburt war er nicht dabei, denn damals war die Anwesenheit der Väter bei einer Entbindung noch kein Thema. Es ging alles gut und nach 20 Stunden hatten wir eine gesunde, kräftige Tochter. Als mein Mann ins Krankenhaus kam und unsere Tochter zum ersten Mal im Arm hielt, hat er sehr geweint. Er hat wohl begriffen, dass da jetzt wirklich ein kleiner Mensch aus Fleisch und Blut zu uns gehörte. Seine kleine Familie. Mit einer Eindringlichkeit die mich erschütterte sagte er: „Ab jetzt wird alles anders!"
Wie sehr liebte ich diesen Mann!!!

Stolz, glücklich und voller Zuversicht, dass jetzt alles besser wird, kam ich nach einer Woche mit unserer Tochter Kerstin nach Hause. Ein gemütliches Kinderzimmer wartete auf sie. Wir hatten beschlossen, dass ich noch eine Weile mitarbeitete. Meine Mutter bot sich als Babysitter an. Damals gab es noch keinen Mutterschaftsurlaub, also fing ich nach drei Wochen an abzustillen und nach vier Wochen ging ich wieder arbeiten. Das sah dann folgendermaßen aus: um 6:30 Uhr aufstehen, duschen, frühstücken, Baby wecken, füttern, anziehen, ab ins Auto, zu meiner Mutter Baby abliefern und um 8:00 Uhr in der Praxis sein. In der Mittagspause zu meinem Baby, essen, ein bisschen schmusen und spielen, meiner Mutter in der Küche helfen und wieder zur Arbeit. Abends um 18:30 Uhr mein Baby wieder abholen und nach Hause fahren. Meine Mutter hat immer so viel gekocht, dass ich meinem Mann ein warmes Essen mitbringen konnte. Somit war ich ein bisschen entlastet. Natürlich haben wir ihr das bezahlt, denn meinen Eltern ging es finanziell immer noch nicht gut. Mein Mann war ein sehr liebevoller, stolzer Vater der sich rührend um seine Tochter kümmerte.

Wir haben in unserer knappen Freizeit viele schöne Dinge mit Kerstin und meinen kleinen Geschwistern unternommen und waren oft bei beiden Großeltern zu Besuch. Wir waren eine glückliche kleine Familie. Alle Leute freuten sich über meinen Mann: „So ein lieber Papa, wie schön er immer mit seiner Tochter spazieren geht." Immerhin war es damals noch ein seltener Anblick dass Männer den Kinderwagen schieben und auf der Parkbank Fläschchen geben.
Aber die Idylle täuschte. Ein paar Wochen nach der Geburt unserer Tochter fing mein Mann wieder an zu trinken. Und jetzt verlief das alles nicht mehr so harmlos wie vorher. Er war ein sogenannter Quartalssäufer. Das heißt, er war immer drei bis vier Wochen nüchtern. Aber seine Trinkphasen waren heftig und dauerten oft mehrere Tage. Manchmal ging er morgens zur Arbeit und war noch nicht wieder zurück, wenn ich am nächsten Morgen zur Arbeit fuhr. Manchmal hat er nebenher noch Arbeit angenommen und kam erst wieder heim, wenn das verdiente Geld versoffen war. Es kam auch vor, dass er am Wochenende seine Mutter besuchen wollte und zwei Tage später völlig verdreckt und stinkend wieder heimkam, weil er mit seinem Vater und seinen Brüdern durch die Kneipen gezogen ist. Wenn wir zusammen unterwegs waren, konnte es passieren, dass ich alleine nach Hause fuhr und mein Mann zwei Tage später nachkam. Zuhause getrunken hatte er nie. Manchmal spürte ich wie er unruhig wurde. Er ließ sich dann irgendwelche Ausreden einfallen, um die Wohnung verlassen zu können. „Bin gleich wieder da, Schatz." Er tauchte dann nachts betrunken auf, um unser letztes Haushaltsgeld zu holen und wieder zu verschwinden. In dieser Zeit wusste ich oft nicht, womit ich am nächsten Tag einkaufen sollte.

Mein Mann sprach immer öfter davon endlich seinen Führerschein zu machen. Ich redete es ihm wieder aus: „Solange du nicht aufhörst zu trinken, will ich das nicht. Du stürzt uns alle ins Unglück damit." Er hat es dann auch dabei belassen. Wenigstens in dieser Beziehung zeigte er Einsicht. Dachte ich.

Irgendwann stand ich morgens auf, schaute zum Fenster raus und suchte vergeblich mein Auto. Dann suchte ich vergeblich meine Autoschlüssel. Mein Verstand weigerte sich zu begreifen, was das bedeutete. An diesem Morgen musste ich mich krankmelden, weil ich nicht wusste, wie ich zur Arbeit kommen sollte. Ich fühlte mich sehr unglücklich, hilflos und allein und ich habe wieder mal sehr viel geweint. In den folgenden Wochen musste ich mich noch öfter kurzfristig morgens krankmelden. In meiner Hilflosigkeit nahm ich abends, wenn ich schlafen ging den Autoschlüssel und meine Geldbörse mit ins Bett unter mein Kopfkissen. Aber da kannte ich meinen Mann schlecht. Er kam wütend ins Schlafzimmer, stellte sich drohend vor mein Bett und verlangte Autoschlüssel und Geld. Wenn ich mich weigerte, fing er an zu randalieren. Einmal, als ich mich wieder weigerte den Schlüssel rauszugeben, fing er an auf mich einzuprügeln. Ich hatte wahnsinnige Angst, aber auch noch ein bisschen Stolz. Schlagen ließ ich mich nicht. Ich schlug zurück. Ich wehrte mich wie verrückt. Als ich am nächsten Morgen meine blauen Flecken gesehen habe, da wusste ich, so kann es nicht weitergehen. Ich hatte auch Angst um meine Tochter. Bis jetzt hatte sie noch nichts mitbekommen. Aber sie wurde ja auch älter und wenn er jetzt auch noch anfing zu prügeln, musste ich von ihm weg. Am nächsten Tag redete ich mit ihm. Ich sagte ihm, dass ich mich trennen werde, wenn er noch einmal versuchen sollte mich zu schlagen und wenn er nicht sofort aufhört zu trinken.

Er hat mich ernst genommen und hat sich bei den Anonymen Alkoholikern angemeldet. Nach seinem zweiten Treffen dort, bat er mich mitzugehen. Unerfahren wie ich damals noch war, sagte ich: „Nein, ich habe damit nichts zu tun. Du bist der Alkoholiker, das ist dein Problem." Ein paar Tage später kam der Leiter der AA-Gruppe zu uns nach Hause und redete eindringlich mit mir. Er sagte: „Das ist euer gemeinsames Problem, wenn du nicht mitgehst, wird dein Mann es nicht schaffen." Aber es war sinnlos. Ich verstand nicht was er meinte. Ich hatte doch kein Alkoholproblem. Was sollte ich in dieser Gruppe?

Mein Mann ging noch dreimal hin. Nach dem dritten Mal kam er morgens wieder betrunken nach Hause. Geschlagen hat er mich danach nie mehr wieder. Als er irgendwann nachts mal wieder die Autoschlüssel verlangte und nicht bekam, ist er schimpfend wieder gegangen. Am nächsten Morgen war mein Auto trotzdem nicht da. Ich konnte mal wieder nicht zur Arbeit.
Wie lange würde meine Chefin das noch mitmachen? Kurz darauf kam er dreckig und zu Fuß nach Hause. Er hatte das Auto nachts kurzgeschlossen und jetzt lag es im Graben. Das musste ja irgendwann mal passieren. Er wollte einen Bagger besorgen und das Auto aus dem Graben ziehen, damit ich noch zur Arbeit fahren konnte, aber ich hatte wieder mal die Nase voll. Kurz entschlossen nahm ich mir für den nächsten Tag Urlaub, meldete das Auto ab und stellte ihn abends vor vollendete Tatsachen. Damit habe ich mir natürlich nur selber weh getan. Denn das hieß, dass ich ab jetzt mit Kinderwagen und Zug zur Arbeit fahren musste. Das bedeutete jeden Tag 10 Km Laufen. Ich weiß nicht, woher ich in dieser Zeit diese Energie nahm. Aber irgendwann ging es nicht mehr. Das, was nach Abzug des Kostgeldes für meine Mutter und die Zugfahrt zur Arbeit von meinem Verdienst noch übrigblieb, hat mein Mann bei seinen Exzessen auf den Kopf gehauen.

Kerstin war damals ein knappes Jahr alt. Sie fing jetzt an zu laufen und ich merkte, dass es meiner Mutter langsam zu anstrengend wurde, auch wenn sie das nie gesagt hätte. Also habe ich schweren Herzens meine Stelle gekündigt. Mir hat meine Arbeit viel Spaß gemacht, aber es ging nicht mehr. Zum ersten Mal hatte ich Zeit, aber ich war noch lange nicht soweit, diese auch für mich persönlich zu nutzen.
Ich putzte stundenlang die Wohnung und freute mich, wenn alles sauber und gemütlich war.

Ich kümmerte mich um unsere Tochter und intensivierte den Kontakt zu den Leuten aus unserer Straße. Ansonsten konzentrierte ich mich auf meinen Mann. Ich genoss die ruhigen Zeiten mit ihm und nahm seine regelmäßigen Ausbrüche als gegeben hin. In seinen Trockenphasen war er nach wie vor ein sehr lieber Vater und ein zärtlicher Ehemann. Er beteiligte sich wie selbstverständlich an der Hausarbeit, war immer gut gelaunt und für jeden Blödsinn zu haben. Das gab mir immer wieder Kraft und Hoffnung. Aber es wurde nicht besser.

Meine Tochter war inzwischen zweieinhalb Jahre und ich wollte nicht, dass sie mit einem Vater aufwuchs, der ein aggressiver Alkoholiker war. Ich musste mich von ihm trennen. Ich vertraute mich zum ersten Mal meinen Eltern an.
Natürlich hatten sie inzwischen mitbekommen, dass einiges nicht stimmte bei uns. Aber das ganze Ausmaß wussten sie nicht. Sie haben mir dann in dieser Zeit auch sehr geholfen. Ich bin erst mal mit Kerstin bei ihnen eingezogen. Das war natürlich für meine Eltern viel Stress, zumal ja meine Geschwister auch noch zu Hause wohnten. Armin, einer meiner Brüder war ein Problemkind, um den meine Eltern sich viel Sorgen machten. Und auch die Nerven meines ruhebedürftigen Vaters wurden sehr überstrapaziert. Es sollte ja auch nur eine Übergangslösung sein. Ich wollte mir eine kleine Wohnung suchen, aber dafür brauchte ich Geld. Damals gab es noch keine Sozialhilfe oder andere Staatliche Unterstützungen wie heute.

Ich fand Arbeit in einer Fabrik und kaufte mir ein kleines, billiges Auto. Meine Tochter meldete ich im Kindergarten an. Das war jedoch nicht so einfach, weil sie noch keine drei Jahre alt war. Die Leiterin hatte große Bedenken und nur mit Hilfe des Pfarrers, der sich sehr für mich einsetzte, bekam ich einen Kindergartenplatz. Meine Mutter holte sie vom Kindergarten ab und war für sie da, bis ich Feierabend hatte.

Soweit klappte alles sehr gut. Aber meine Tochter hat sehr gelitten. Sie kam im Kindergarten nicht zurecht, weil sie natürlich noch viel kleiner war als alle anderen. Sie hat viel geweint dort. Aber ich sah erst mal keine andere Möglichkeit. Sie fing auch wieder an ins Bett zu machen. Kurz vor meinem Auszug war sie komplett trocken. Sie hat wohl auch ihren Vater vermisst. Der kam uns immer mal sporadisch besuchen. Ansonsten hatten wir wenig Kontakt in dieser Zeit.

Damals gab es einen Mann, der mich immer wieder anrief, um sich mit mir zu verabreden. Ich kannte ihn. Wir waren Nachbarn als ich noch bei meinem Mann wohnte. Er hätte sich damals schon in mich verliebt, sagte er. Ich habe das nie gemerkt. Ich hatte ja nur Augen für meinen Mann und wollte keinen anderen. Aber jetzt war ich ja frei. Und er war nett und gefiel mir. Warum nicht, dachte ich. Wir gingen ein paar Mal miteinander aus und kamen uns schnell näher. Es war eine sehr angenehme Zeit mit ihm. Endlich mal ein Mann auf den ich mich verlassen konnte und bei dem ich keine Angst haben musste was als nächstes passiert. Wir waren erst ein paar Wochen zusammen als er anfing von einer gemeinsamen Zukunft zu sprechen. Wenn ich am Wochenende bei ihm war und nachts wieder nach Hause fuhr, sagte er: „Bring doch deine Tochter das nächste Mal mit. Dann kannst du zum Frühstück bleiben und wir drei können uns einen schönen Tag machen."
Mir ging das alles viel zu schnell. Ich erklärte ihm, meine Tochter leidet schon genug. Ich kann sie nicht schon wieder einer veränderten Situation aussetzen. Er hatte Verständnis und sagte: „Lass dir so viel Zeit wie du brauchst. Ich kann warten. Ich liebe dich und bin immer für dich da."
Das tat mir sehr gut. Diese Worte hätte ich gerne in der Vergangenheit mal von meinem Mann gehört.
Dieter suchte in dieser Zeit verstärkt Kontakt zu mir. Er wollte auch umziehen. Er fand in dem Ort, in dem ich jetzt auch wieder lebte, eine kleine günstige Wohnung.
Wir hatten inzwischen ein relativ entspanntes, freundschaftliches Verhältnis zueinander. Er fragte, ob ich ihm beim Umzug helfen würde. Ich blöde Kuh sagte natürlich Ja.
Da wir jetzt wieder im gleichen Ort wohnten, liefen wir uns öfter über den Weg. Irgendwann fragte mich mein Mann, ob ich mal mit ihm ausgehen möchte. Und wieder sagte ich Ja. Es wurde ein schöner Abend, das war nicht der Mann den ich verlassen hatte, weil er mir das Leben zur Hölle machte. Dieser Mann war aufmerksam, charmant, liebenswürdig und sehr zurückhaltend. Auf dem Heimweg fragte er mich: „Bleibst du heute Nacht bei mir?"

Und wieder sagte ich - Ja. Ich war wieder in seinem Bann. Nach dieser Nacht fing er an um mich zu werben. Er wusste, dass es einen anderen Mann gab. Aber er ließ nicht locker. Er sagte: „Die Trennung von euch hat mir die Augen geöffnet. Ich liebe Dich sehr und vermisse meine Tochter. Ich verspreche dir, ich werde nie wieder trinken. Ich möchte meine Familie wiederhaben." Er wickelte auch meine Eltern wieder um den Finger. Es dauerte nicht lange bis ich wieder weich wurde.

Nicht zuletzt auch deshalb, weil die beengte Situation im Haus meiner Eltern stressig wurde. Eine Wohnung hatte ich auch noch nicht gefunden und meine Tochter machte immer noch ins Bett. Sie brauchte wieder geordnete Verhältnisse. So kam es dann, dass wir zum zweiten Mal unsere gemeinsame Zukunft planten. Diesmal war ich nicht mehr so euphorisch wie bei ersten Mal, aber ich liebte meinen Mann immer noch sehr und wollte seinen Versprechungen so gerne glauben. Zum zweiten Mal gab ich einem Mann den Laufpass, der es ehrlich mit mir meinte. Und er sagte etwas Ähnliches wie damals der Harry: „Das kann doch nicht dein ernst sein? Du glaubst doch nicht wirklich, dass dein Mann sich ändert?"

Es fügte sich alles wunderbar zusammen und es hätte so schön werden können. Mein Mann hatte seine alte Arbeitsstelle verloren, fand aber gleich wieder eine neue bei einer großen Straßenbaufirma in unserem Ort.

An den Bauhof dieser Firma grenzte ein kleines Grundstück mit einem schönen kleinen Häuschen mit Balkon und Garten. Dieses Haus gehörte dem Chef meines Mannes und sollte vermietet werden. Wir vereinbarten einen Besichtigungstermin. Ich war begeistert.

Sieben Zimmer, eine große Küche, ein Vorratsraum, Bad und Gästetoilette, Balkon und ein kleiner Garten rund um´s Haus. Es war ein altes Haus und etwas renovierungsbedürftig. Aber sehr gemütlich und die Miete war lächerlich gering und wir konnten darin schalten und walten wie wir wollten. Da ich zu der Zeit Spätschicht arbeitete, konnte ich weiter zur Arbeit gehen. Ich ging um 15:45 Uhr aus dem Haus und Dieter hatte um 17:00 Uhr Feierabend. Für die Zeit dazwischen wollten wir ein Kindermädchen suchen. Ich gab eine Anzeige auf und es meldete sich eine junge Frau die ich recht sympathisch fand. Sie hatte selber Kinder und ganz vernünftige Ansichten. Also war das auch geregelt.

Kurz darauf begann unser Umzug. Wir nahmen einen Kredit auf und kauften uns ein paar neue Möbel, um das Haus gemütlich zu machen. Es war alles perfekt. Wir hatten ein Häuschen mit Garten, wir waren frisch verliebt und unserer Tochter ging es auch wieder besser. Ich nahm sie erstmal aus dem Kindergarten und hatte wieder viel Zeit für sie. Um 15:30 Uhr kam das Kindermädchen und wenn ich um 23:00 Uhr nach Hause kam dann schlief sie friedlich und mein Mann wartete auf mich. Er ging nie ohne mich ins Bett. Während unserer ganzen Ehe nicht. Er ist oft auf der Couch eingeschlafen, aber er wäre nie alleine ins Bett gegangen. Was unser Liebesleben betraf, war er noch genauso unersättlich wie am Anfang.

Er hatte sich mal beschwert, dass ich nie auf ihn zukommen würde. Sicher hätte ich ihn auch gerne mal verführt, aber er ließ mir ja keine Gelegenheit dazu. Ich versuchte ihm zu erklären, dass ich es auch mal schön fände, wenn er mal warten würde, bis ich von mir aus zu ihm komme. Das hält er nicht aus. Das würde ihm zu lange dauern sagte er. Um das mal deutlich zu machen, es hätte sich um einen Zeitraum von fünf bis acht Tagen gehandelt. Trotzdem hat mir der Sex mit ihm immer noch sehr viel Spaß gemacht.

Kurz nach unserem Einzug kam ich wieder von meiner Schicht nach Hause. Aber nicht mein Mann, sondern unser Kindermädchen wartete auf mich. Mein Mann wäre noch nicht da und hat sich auch nicht gemeldet.

Mir wurden die Knie weich. Ich ahnte was das bedeutet und ein paar schlaflose Stunden später wurde mein Verdacht bestätigt. Es ging also wieder los. Am nächsten Morgen warteten seine Kollegen vergeblich auf ihn. Ich war stinksauer und ich hatte keine Lust mehr die liebevolle Frau zu sein, die alles verstand und alles verzieh. Es gab wieder Streit und diesmal war ich nicht so schnell wieder versöhnt. Das war natürlich gleich wieder ein Grund für ihn, seinen Frust zu ertränken. Und wieder war ich schuld an allem. Ich war böse, hartherzig und kalt. Außerdem müsste er ständig für ein bisschen Liebe bei mir betteln. Zwei Tage später war ich dann wieder die allerbeste Frau der Welt. „Ich sehe gut aus, bin eine gute Hausfrau, eine gute Mutter und eine wunderbare Geliebte. Er bekomme von mir alles was er braucht. Jeder sagt ihm er könne stolz sein auf seine Frau. Und alles was er mir immer vorwirft wäre nicht so gemeint. Sei doch bitte nicht mehr böse." Und ich war nicht mehr böse. Wie blöd kann eine Frau eigentlich sein? Wieder ein paar Wochen später kam ich von meiner Schicht nach Hause und die Wohnung war leer. Mein Mann nicht im Wohnzimmer, mein Kind nicht im Bett. Jetzt bekam ich Panik. Ein Anruf beim Kindermädchen - mein Mann wäre pünktlich nach Hause gekommen. Er wollte noch mit der Kleinen seine Eltern besuchen gehen. Ich bin fast durchgedreht vor Angst. Das konnte ja nur bedeuten, dass mein Kind nachts um halb zwölf zwischen grölenden, besoffenen Menschen saß. Nach langem Suchen fand ich sie in einer Kneipe. Mein Mann und mein Schwiegervater waren total betrunken, brüllten sich an und waren kurz davor sich zu prügeln. Meine kleine Tochter saß an der Theke und trank Limonade.

Es war mittlerweile halb eins in der Nacht. Am nächsten Tag schrieb ich meine Kündigung. Das war schon die zweite Stelle, die ich wegen meinem Mann aufgeben musste.

Dann rief ich Freunde an und fragte ob ich für ein paar Tage kommen könnte. Sie sagten: „Natürlich, wir freuen uns. Du kannst bleiben solange du willst." Während mein Mann seinen Rausch ausschlief packte ich für meine Tochter und für mich die Koffer. Ich wollte mich heimlich aus dem Staub machen aber er wurde wach. Er war noch nicht wieder nüchtern.

Als er mitbekam was ich vorhatte, fing er an zu toben. Meine Tochter war verstört und ich hatte Angst, dass er uns etwas antut. Er war wie von Sinnen. Die Angst um meine Tochter machte mich stark. Ich ignorierte seinen Zorn, schnappte Kind und Koffer und ging zur Tür. Er schrie hinter mir her, er würde sich erschießen, wenn ich jetzt gehe.

Er hatte immer irgendwelche Waffen im Schrank gehabt, aber ich kannte mich damit nicht aus und wusste nicht, ob man sich damit erschießen kann. Als ich auf der Straße war hörte ich ihn noch brüllen, dann hörte ich einen lauten Knall und dann nichts mehr. Für einen Bruchteil einer Sekunde habe ich gezögert, aber dann dachte ich, nichts wie weg hier, setzte mich ins Auto und fuhr los.

Nach ein paar Kilometern wurde ich etwas ruhiger. Ich dachte, wenn er wirklich tot oder verletzt ist, wird ihn schon jemand finden. Wenn er nur gebluft hat, war ich erst mal in Sicherheit, viele Km weit weg. Aber es dauerte auch nicht lange da hatte ich schon wieder Mitleid mit ihm. Ich dachte, dieser Mann braucht dich doch und er braucht dringend Hilfe. Ich hatte schon fast wieder ein schlechtes Gewissen. Ich fühlte mich als hätte ich ihn im Stich gelassen. Ich blieb eine Woche, rief aber zu Hause an und ließ meinen Mann wissen wo ich bin. Meine Bekannten hatten auch kleine Kinder und so verbrachte meine Tochter eine schöne Zeit. Ich wurde sehr verwöhnt und konnte mich ein bisschen entspannen. Hätte mir jemand erzählt, was ich mit diesen lieben Menschen, Jahre später noch schmerzliches erleben sollte, ich hätte es nie im Leben für möglich gehalten.

Zu Hause erwartete uns mein Mann sehr zerknirscht und reumütig. Und mit Tränen in den Augen begrüßte er seine Tochter. Ich hatte sehr gemischte Gefühle bei diesem Anblick. Einerseits floss mir das Herz über vor Mitleid und Liebe, andererseits hatte ich genug von diesem Jammerlappen. Ich wollte endlich einen erwachsenen, verlässlichen Mann an meiner Seite. Und unsere Tochter brauchte einen starken Vater. Aber ich wollte diesen Mann auch nicht verlieren. Wir sprachen lange miteinander.
Mein Mann wollte es nochmal mit den Anonymen Alkoholikern versuchen, aber nur, wenn ich mitging. Dazu war ich inzwischen gerne bereit. Langsam wurde ich erwachsen.
Von da an gingen wir einmal die Woche zu diesen Treffen – mein Mann zu den Alkoholikern, ich in die Angehörigengruppe. Um es gleich vorweg zu nehmen: Seit dem allerersten Treffen zu dem wir gemeinsam gingen, hat mein Mann nie wieder einen Schluck Alkohol angerührt. Ich erfuhr bei diesen Treffen sehr viel über suchtkranke Menschen und auch sehr viel über mich. Ich hatte in der Vergangenheit die gleichen Fehler gemacht wie fast alle Co-Abhängigen. Dazu kam, dass ich noch sehr jung und mit allem total überfordert gewesen war. Ich lernte zu begreifen, dass ich nicht die Schuld an seinem Verhalten hatte, wie er es mir immer einreden wollte. Aber jetzt sollte ja alles besser werden. Mein Mann war jetzt stolzer Antialkoholiker.

Es wurde ihm lange Zeit nicht leichtgemacht. Die Leute die Jahrelang mit ihm gesoffen hatten, lachten ihn aus und versuchten ihn zum Trinken zu überreden. Sie sagten: „Jetzt stehst du bei deiner Alten ja richtig unterm Pantoffel." Die üblen Sprüche von sehr dummen Menschen eben. Mehr als einmal kippte ihm jemand heimlich Schnaps in die Cola. Sein eigener Vater hat ihn verachtet und ausgelacht und als Schlappschwanz beschimpft. Das war eine harte Prüfung für meinen Mann. Ich habe immer versucht ihm Mut und Kraft zu geben. Und er hat es geschafft. Ich war sehr stolz auf ihn.

Nach ein paar Wochen sagte er zu mir: „Ich bin jetzt trocken, ich brauche die Gruppe nicht mehr. Die gehen mir alle auf die Nerven mit ihrem verlogenen Gerede."
Ich hatte mit 22 Jahren noch nicht genug Lebenserfahrung um das ganze Ausmaß seiner kranken Seele zu erkennen. Ich wusste auch noch nichts von Suchtverlagerung. Ich spürte nur, dass es besser für ihn gewesen wäre, wenn er sich noch eine Weile hätte begleiten lassen. Von der Gruppe, von einem Arzt oder einem anderen kompetenten Menschen. Aber er wollte davon nichts wissen, also gab ich mich damit zufrieden. Er war jetzt trocken.
Den Rest würden wir schon schaffen. Ich ging noch eine Weile alleine in die Gruppe. Dann war dieses Kapitel unseres Lebens abgeschlossen. Ich zweifelte keinen Augenblick daran, dass mein Mann es schafft. Und so konnte ich mich zum ersten Mal in meiner Ehe entspannen.
Eine Weile führten wir ein ganz normales Leben. Wir bastelten an unserem Häuschen und bemalten alles kunterbunt. Ich hatte mir einen kleinen Garten angelegt und mein Mann baute hinter dem Haus einen Grillplatz und einen kleinen Spielplatz für unsere Tochter. Es gab in unserer Straße viele Kinder in ihrem Alter und so war immer etwas los bei uns. Wir hatten uns einen kleinen Freundeskreis aufgebaut und hatten viel Spaß miteinander.
Ich hatte bis dahin immer noch kein Eigenleben. Ich wäre nie auf die Idee gekommen mal mit einer Freundin ins Kino zu gehen oder irgendwas alleine zu unternehmen, wozu mein Mann keine Lust hatte. Aber ich hatte auch gar nicht das Bedürfnis gehabt. Ich

genoss meinen neuen Mann und konzentrierte mich nur auf meine Familie. Ich hatte zwei Hobbys: lesen und stricken. Und schon diese harmlosen Sachen waren meinem Mann ein Dorn im Auge. Er fühlte sich ausgeschlossen. Wenn ich ein Buch mit ins Bett nahm, konnte ich nicht zärtlich sein. Und wenn ich beim Fernsehen strickte, konnte ich mich nicht um ihn kümmern. Aber ich ließ mich nicht davon abhalten.

Dennoch schaffte er es, dass ich manchmal beim Lesen oder Stricken ein schlechtes Gewissen bekam. Dieter entdeckte seine Liebe zur Bauernmalerei. Er besuchte einen Kurs und malte mit Begeisterung manchmal stundenlang. Es kam sogar vor, dass er mich alleine ins Bett gehen ließ und nächtelang durch malte. Es ist ja vollkommen in Ordnung, dass jeder seine Interessen hat und auch auslebt. Für mich war das auch ganz normal, wenn er das tat. Was mich daran störte war, dass er mir das nicht zugestand. Wenn er stundenlang konzentriert malte, nahm er von seiner Umwelt nichts wahr. Wenn ich ein Buch zur Hand nahm fing er an zu maulen, weil er sich vernachlässigt fühlte. Aber auch das nahm ich hin, ich hatte ja so viel Verständnis.
Er hatte es gerade erst geschafft vom Alkohol wegzukommen und hatte immer noch unter den Sticheleien seiner Familie zu leiden. Er brauchte einfach viel Zeit und viel Liebe. Meine innere Stimme, die sich manchmal ganz leise meldete und die mich fragte: „Doris, was brauchst denn du?", brachte ich immer wieder ganz schnell zum Schweigen. Was ich glaubte zu brauchen, war mein Mann, wenn er gut drauf war. Deshalb war ich pausenlos damit beschäftigt so zu leben, dass es ihm gut ging. Denn ich dachte ja, das hängt nur von mir ab.
Langsam wurde unser Geld wieder knapp. Dieter verdiente nicht schlecht und hatte als Pflasterer auch nebenher noch manche gute Mark verdient. Trotzdem reichte es nicht. Mir fiel schon seit längerem auf, dass er sehr viel Geld für sich verbrauchte. Er konnte mir aber nie genau sagen wofür. Es kam manchmal vor das er Dinge kaufte, die wir nicht brauchten und die wir uns auch nicht leisten konnten. Aber meistens wusste ich nicht wo das Geld hingeht. Oft fehlten bei seiner Abrechnung mehrere Hundert Mark, die er im Laufe des Monats als Vorschuss geholt hatte.

Wenn ich ihn darauf ansprach wurde er aggressiv und gab ausweichende Antworten. Manchmal sagte er auch: „Das muss ein Irrtum sein, ich habe diesen Monat kein Geld geholt." Naiv wie ich war, bat ich ihn ins Büro zu gehen und das zu klären.

Wenn ich ihn dann zwei Tage später nochmal daran erinnerte, sagte er zu mir: „Das hab´ ich vollkommen vergessen und heute komm ich nicht dazu. Geh du doch bitte mal rüber und kläre das. Und lass dir das Geld gleich mitgeben." Aber sicher doch, mein Schatz. Ich bin nicht nur einmal ins Personalbüro gegangen.
Ich weiß nicht mehr wie oft mir der Buchhalter die unterschriebenen Quittungen meines Mannes mit einem mitleidigen Lächeln unter die Nase gehalten hat. Unser Konto rutschte ganz tief ins Minus und wir konnten unsere Raten nicht mehr bezahlen. Es gab ständig Streit ums Geld. Immer öfter tauchte das Wort „Spielautomat" bei uns auf. Irgendjemand erzählte, dass mein Mann am Spielautomaten gesessen hätte.
Mein Mann selber erzählte manchmal ganz stolz, wie viel er wieder am Spielautomaten gewonnen hatte. Ich konnte damit gar nichts anfangen und schon gar nicht, hätte ich unsere finanziellen Schwierigkeiten damit in Verbindung gebracht. Dieter ging immer öfter alleine weg und ließ mich mit meinen Sorgen alleine zu Hause. Immer wenn er aus dem Haus ging, versprach er zu einer bestimmten Zeit wieder zu Hause zu sein. Meistens wartete ich vergeblich. Wenn ich mit Kerstin beim Essen saß, fragte sie: „Warum kommt der Papa nicht?" Wenn ich sie abends ins Bett brachte, weinte sie und sagte: „Der Papa hat mir doch eine Gute-Nacht-Geschichte versprochen. Warum ist er nicht da?" Ich war bald am Ende meiner Kraft und es fiel mir immer schwerer sie zu trösten. Unsere Schulden wurden immer größer und es gab auch manchmal Anzeichen dafür, dass andere Frauen oder Mädchen in seinem Leben eine Rolle spielten. Ich hielt das damals noch für unmöglich. Er bekommt doch von mir alles was er braucht. Und er liebt mich. Das sagte er mir immer noch fast jeden Tag. Aber ein ganz leiser Zweifel blieb trotzdem. Es gab damals niemanden, mit dem ich über alles hätte reden können. Mit meiner Freundin Monika hatte ich damals kaum Kontakt. Sie lebte in einem anderen

Ort und hatte einen Mann kennengelernt, mit dem sie nach Amerika gehen wollte. Wir lebten in zwei verschiedenen Welten.

Sie wurde erst später sehr wichtig in meinem Leben.
Zu meinen Eltern hatte ich nicht genug Vertrauen, außerdem wollte ich sie ja nicht schon wieder belasten. Wenn ich versuchte mit meinem Mann zu reden wurde er jedes Mal ungeduldig oder ärgerlich.
Er warf mir dann vor: „Du meckerst immer nur an mir rum." Wenn ich mit ihm darüber reden wollte, dass seine Tochter enttäuscht war, weil er den versprochenen Spielplatzbesuch vergessen hatte und wieder mal traurig ins Bett gehen musste, schimpfte er: „Warum musst du heute die Sachen von vorgestern wieder aufwärmen?" Manchmal grinste er auch nur, drückte mir einen Kuss auf den Mund und sagte: „Ich habe dich ganz lieb mein Schatz." Das sollte dann heißen: Sei still, ich höre dir sowieso nicht zu.
Es wurde alles immer sinnloser und irgendwann bekam ich Depressionen.
Meine Tochter war vier Jahre alt und ging seit kurzem wieder in den Kindergarten. Die nächsten sechs Monate waren die schlimmsten in meinem ganzen Leben. In mir war alles tiefschwarz. Jeden Morgen quälte ich mich aus dem Bett, kochte Kaffee für meinen Mann und saß dann am Küchentisch und wartete nur darauf, dass er zur Arbeit ging. Dann machte ich meine Tochter fertig für den Kindergarten. Jedes Wort das sie redete war mir zu viel. Ich war kaum fähig zu antworten. Ich war wie in Trance. Am Frühstückstisch drängte ich sie schneller zu essen. Ich war nicht fähig mit ihr zu reden, zu lachen oder gar zu spielen. Dann brachte ich sie zum Kindergartenbus, der bei uns an der Ecke hielt. Manchmal habe ich es nicht mal geschafft zu warten bis der Bus losfuhr. Ich ließ sie dann allein bei den anderen Müttern und Kindern stehen und ging schnell wieder nach Hause. Ich ließ im ganzen Haus die Rollos wieder runter, stellte die Klingel ab, zog den Telefonstecker raus und ging wieder ins Bett. Ich stellte mir den Wecker für viertel vor zwölf, weil um 12:00 Uhr der Kindergartenbus kam. Ich dachte mit Schrecken daran, dass gleich mein Kind nach Hause kam. Ich hatte keine Kraft mehr und war

nicht in der Lage mich um sie zu kümmern. Ich machte irgendeine Dose auf oder gab ihr ein Brot. Das arme Kind konnte manchmal gar nicht so schnell essen wie ich sie drängte. Ihr Geplapper von ihren Erlebnissen am Vormittag ließ ich über mich ergehen. Ich konnte keinen Anteil daran nehmen, konnte nicht mit ihr reden oder mich mit ihr über schöne Dinge freuen. Ich hatte nur einen Wunsch: Sie so schnell wie möglich für den Mittagsschlaf ins Bett zu bringen. Es ist unmöglich in Worte zu fassen, wie ich mich damals fühlte. Nur wer so etwas selber durchlebt hat, kann das nachempfinden. Noch heute packt mich das kalte Grausen, wenn ich daran denke. Sobald meine Tochter im Bett war, setzte ich mich vor den Fernseher oder legte mich auch wieder ins Bett. Gegen 17:00 Uhr hatte mein Mann Feierabend. Also stellte ich meinen Wecker auf halb fünf.

Dann quälte ich mich wieder aus dem Bett, spritzte mir Wasser ins Gesicht und kämmte meine Haare. Ich zog die Rollos hoch, stellte die Klingel und das Telefon wieder an und bereitete ein schnelles Abendessen vor.

Das alles unter Aufbietung meiner allerletzten Kräfte. Ich weiß nicht woher ich diesen letzten Rest an Kraft immer wieder nahm und ich kann mir auch heute noch nicht erklären warum ich nicht einfach liegen geblieben bin und gesagt habe – ich kann nicht mehr. Vielleicht wäre dann so manches anders gekommen.

Aber ich habe jeden Tag wieder mit fast übermenschlicher Anstrengung Kräfte in mir aktiviert, um ein paar Stunden am Tag zu funktionieren. Ich habe gelebt und mich gefühlt wie ein Zombie und mein Mann hat es nicht gemerkt oder wollte es nicht merken. Irgendwie habe ich auch die gemeinsamen Abende überstanden und im Bett alles wie tot über mich ergehen lassen. Wenn es gar nicht mehr anders ging, bin ich auch mal einkaufen gegangen. Geputzt habe ich so gut wie gar nicht mehr. Nur schnell mit dem Lappen über den dicksten Staub. Meine Tochter war natürlich in dieser Zeit viel sich selbst überlassen. Und wenn sie dann aus Langeweile oder Unsicherheit irgendwas anstellte, während ich wie bewusstlos im Bett lag, habe ich sehr oft mit ihr geschimpft oder sie geschlagen.

Später habe ich oft gebetet, dass diese Zeit keine Spuren bei ihr hinterlässt. Ich habe diese Zeit ohne Alkohol, Tabletten oder anderen Drogen überstanden. In der letzten Zeit habe ich gelesen wie eine Verrückte. Keine Bücher, sondern Groschenromane. Ich habe stundenlang im Bett gelegen und Zentnerweise billige Liebesromane, Western und Horrorgeschichten gelesen.

Nach vier Monaten bin ich das erste Mal wieder etwas zu mir gekommen. Ich habe wieder angefangen mich zu spüren. Mir wurde bewusst, was ich mir und meiner Tochter da antue. Ich habe es dann Schritt für Schritt geschafft, dieser Hölle zu entkommen. Zuerst habe ich wieder angefangen regelmäßig zu kochen. Dann warf ich nach und nach die Schundromane weg. Irgendwann konnte ich auch wieder ans Telefon gehen und ich habe den Mittagsschlaf meiner Tochter abgeschafft und wieder angefangen mich mit ihr zu beschäftigen. Nach weiteren zwei Monaten waren meine Lebensgeister wieder da. Ich hatte es geschafft.
Dann ist mir aufgefallen, wie verdreckt meine Wohnung war. Ich habe vergeblich versucht das Chaos in den Griff zu bekommen, doch für einen Hausputz reichte meine Energie noch nicht. Ich rief eine Bekannte an und erzählte ihr in Stichpunkten meine Situation. Sie kam am nächsten Tag und wir putzten gemeinsam drei Tage lang das ganze Haus. Danach ging es mir wieder gut. Ich hatte meine alte Energie zurück und war sehr dankbar, diese Krise so gut gemeistert zu haben. Wenn man jetzt aber auf die Idee kommen könnte, ich hätte daraus etwas gelernt oder mir wären endlich die Augen aufgegangen – weit gefehlt.
Ganz im Gegenteil. Ich liebte meinen Mann immer noch sehr. Er wurde etwas ruhiger und war sehr lieb zu mir. Er arbeitete hart, verdiente gutes Geld und wurde etwas sparsamer. Er teilte mir mit, er mache jetzt endlich seinen Führerschein. Und ich wollte wieder arbeiten gehen. Ich fand eine Stelle in der Küche einer Musikhochschule. Es waren nur ein paar Stunden in der Woche und das ließ sich mit dem Kindergarten gut vereinbaren.
Alles lief wieder entspannt.
Irgendwann redeten wir von einem zweiten Kind. Mein Mann redete sehr vernünftig. Er sagte, die schlimme Zeit nach seinem Entzug sei vorbei. Er sprach von einer schönen Zukunft, dass er mich sehr liebt und dass jetzt alles besser wird. Ich glaubte ihm wieder jedes Wort. Ich dachte, dass wir jetzt endlich alle Krisen

überwunden hätten. Mein Mann wünschte sich ein zweites Kind von mir. Das war in meinen Augen der Beweis dafür, dass er es geschafft hatte. Vier Wochen später war ich schwanger und sehr glücklich. Ich brachte Kerstin nach wie vor morgens zum Bus. Jetzt wartete ich bis der Bus abfuhr um ihr zu winken. Dabei kam ich mit einer jungen Frau ins Gespräch, die ich von meiner Schulzeit flüchtig kannte und die jetzt ganz in unserer Nähe wohnte. Sie hatte zwei Kinder und war frisch geschieden. Sie erzählte mir viel von den Problemen, die ihr Mann ihr nach der Scheidung noch machte und wie sehr ihre Kinder darunter litten. Sie machte einen total hilflosen und überforderten Eindruck. Da ich ja jetzt wieder groß und stark war, versuchte ich ihr ein bisschen zu helfen.

Sie hatte kein Auto, deshalb fuhr ich sie tagelang von einem Amt zum anderen. Ich lud sie mit ihren Kindern zum Kaffee ein und wir freundeten uns ein bisschen an. Wir besuchten uns regelmäßig gegenseitig und unsere Kinder hatten viel Spaß miteinander. Irgendwann stellte ich sie meinem Mann vor. Er brachte sie mit seiner lockeren Art oft zum Lachen. Zu Anfang fand ich das gut. Ich dachte: Endlich wird sie mal etwas fröhlicher.

Anna war erst vor kurzem umgezogen. In ihrer Wohnung war noch viel zu tun, vor allem handwerkliche Arbeiten. Wir waren oft bei ihr, um ihr zu helfen. An einem dieser Tage sagte ich wie immer nach ein paar Stunden: „Wir müssen nach Hause, unsere Tochter wird müde." Aber mein Mann legte nicht wie sonst sein Werkzeug aus der Hand. Er sagte: „Ich will das hier noch fertigmachen. Dauert noch ungefähr eine Stunde. Geht ruhig schon mal heim. Ich komm dann nach.

Ich habe im Laufe meiner Ehe ein Gespür entwickelt auf das ich mich fast immer hundertprozentig verlassen konnte. An dieser Situation war an sich nichts Außergewöhnliches. Und trotzdem hatte ich ein komisches Gefühl. Aber meine Ehe war noch jung und mein siebter Sinn noch nicht so ausgeprägt. Und so lachte ich mich selber aus und dachte: Was soll denn das. Du siehst ja weiße Mäuse. Das liegt sicher an der Schwangerschaft. Aber es hatte sich etwas verändert.

Anna kam sonst immer mittags mit ihren Kindern und ging nach Hause wenn mein Mann von der Arbeit kam, um uns nicht beim

Essen zu stören. Sie war sehr schüchtern, unsicher und wollte nicht aufdringlich sein. Jetzt kam sie erst am späten Nachmittag und blieb bis lange nach dem Essen. Manchmal saß ich mit meiner Tochter im Garten, wenn sie kam. Sie setzte ihre Kinder in den Sandkasten und fragte: „Ist dein Mann schon da? Ich geh mal rein, Hallo sagen." Das fand ich jetzt langsam nicht mehr komisch. Da stimmte was nicht, aber ich habe mich immer noch geweigert zu glauben, was da vor meinen Augen passierte. Ich war doch schwanger. Mit einem Wunschkind von uns beiden. Mein Mann liebte mich und wollte mir nie mehr weh tun. Das konnte einfach nicht sein.

Ich war in der nächsten Zeit sehr wachsam und wurde immer verzweifelter. Die Anzeichen wurden immer deutlicher. Eines Abends sagte Dieter zu mir er hätte mal Lust, Skat spielen zu gehen. Ob ich was dagegen hätte. Hatte ich natürlich nicht. Ich wünschte ihm einen schönen Abend. Er verabschiedete sich mit einem Kuss und meinte es wird sicher nicht so spät. Ich war sehr unruhig an diesem Abend. Ab Mitternacht habe ich am Fenster gestanden und gewartet und ich dachte – lieber Gott, lass es nicht wahr sein. Um zwei Uhr stand ich immer noch am Fenster. Da wusste ich, wo ich ihn zu suchen hatte. Ich zog mich an und ging zu dem Haus in dem Anna wohnte. In einem Zimmer brannte schwaches Licht. Ich nahm einen Stein und warf ihn gegen das Fenster. Ich wäre nicht fähig gewesen zu klingeln. Den Schmerz hätte ich nicht ausgehalten meinen Mann in der Wohnung zu sehen.

Ich wollte auch keine Scheiben einschlagen, mit diesem Steinwurf wollte ich ihn nur wissen lassen, dass ich weiß wo er ist. Dann ging ich nach Hause und wartete.

Wäre er danach gleich nach Hause gekommen, hätte er sich ja verraten. Er kam gegen halb vier und war sehr erschrocken mich in der Küche sitzen zu sehen. Ich wartete sonst nie auf ihn wenn er wegging. Aber er hatte sich schnell wieder im Griff und erzählte im Plauderton von seinem langen Skatabend und danach wurde sich noch ein bisschen unterhalten.

„Du weißt ja wie das ist Schatz, wenn die richtigen Leute zusammensitzen." Aber ja doch, sicher weiß ich das. Noch war ich ganz ruhig. „Hast du den Stein am Fenster nicht gehört? Hat er euch mittendrin unterbrochen oder wart ihr schon fertig." „Was denn für ein Stein? Wovon sprichst du?" Dieser unschuldige Blick und sein dämlicher Gesichtsausdruck machten mich rasend. Ich fing an zu toben und zu schreien. Als er merkte, leugnen ist zwecklos, gab er zu dort gewesen zu sein. Er hätte auch den Steinschlag gehört und sofort gewusst, dass ich das bin. Aber es ist natürlich alles nicht so wie ich denke. Sie hätten die ganze Nacht nur geredet. Ich war wieder mal verzweifelt. Wir bekamen bald ein Kind. Was sollte jetzt werden? Mein Mann blieb bei seiner Behauptung, es wäre nichts gewesen.

Am nächsten Tag habe ich Anna gefragt, sie hat es natürlich zugegeben. Ich habe sie zur Schnecke gemacht und ihr gesagt sie solle sich nie, nie wieder bei mir blicken lassen. Seit dieser Zeit lebe ich in einer ständigen Anspannung. Ich war danach nie wieder richtig frei. Mein Gesichtsausdruck hat sich verändert und meine Nerven sind mit Vorsicht zu behandeln. Ich glaube meinen Kindern wäre viel Leid erspart geblieben, wenn ich es rechtzeitig geschafft hätte, mich von ihm zu trennen. Und als sie erst mal alle da waren und ich sah, mit welcher Liebe er an ihnen hängt, habe ich es auch nicht fertiggebracht. Ich brauchte mir gar nichts vorzumachen, ich kam nicht von ihm los. Und er von mir auch nicht. Wir haben viel geredet in der nächsten Zeit.

Das heißt, ich habe geredet und er hat sich verteidigt, denn er fühlte sich angegriffen.

Dann war er zerknirscht und am Schluss hat er alles verstanden und es kommt nie wieder vor. Er liebt mich. Er weiß was er an mir hat und will mich nie verlieren. Vertraute Dialoge, hundertfach erprobt. Wir kannten unsere Rollen und sie funktionierten immer für eine Weile. Was er wirklich dachte, habe ich nie erfahren. Kurz danach bestand mein Mann seinen Führerschein und war sehr stolz. Ich befürchtete schon, dass ich ihn jetzt gar nicht mehr zu Gesicht bekomme, aber es hielt sich in Grenzen.

Meine Schwangerschaft verlief gut. Ich versuchte mich in einer ausgeglichenen Stimmung zu halten und meine Ängste zu unterdrücken. Ich wollte, dass es dem Kind in meinem Bauch gut geht. Und auch Kerstin hatte ein Recht auf eine fröhliche Mutter. Sie

hatte schon genug mitgemacht. Aber negative Empfindungen verschwinden nicht, wenn man sie unterdrückt, sie arbeiten unbemerkt weiter und richten großen Schaden an.
Eines Tages sagte mir mein Frauenarzt: „Ihr Kind liegt nicht richtig. Stellen sie sich auf einen Kaiserschnitt ein." Naja, dachte ich, nicht sehr erfreulich, aber auch kein Drama. Das schaffe ich auch noch. Wir richteten mit viel Liebe ein zweites Kinderzimmer ein. Ich machte fleißig meine vorgeschriebenen Übungen in der Hoffnung, dass mein Kind sich noch in die richtige Lage drehen würde. Mein Mann nahm daran keinen Anteil.
Er hat mir in keiner einzigen Situation während unserer Ehe seelischen Beistand geleistet. Als ich ihn viel später mal darauf ansprach, sagte er: „Du bist doch sowieso viel schlauer und stärker als ich, wie könnte ich dir da noch helfen?" Auch eine Einstellung.
Bei der nächsten Untersuchung machte mein Arzt ein besorgtes Gesicht. Er sagte, es könne Komplikationen geben. Ich müsste sofort ins Krankenhaus und sollte jemanden anrufen der mir meine Tasche bringt. Es war Winter und mein Mann brauchte wegen der Kälte nicht zu arbeiten. Er kam sofort und blieb die ganze Zeit bei mir im Krankenhaus.
Das war sehr beruhigend für mich, denn kurz darauf wurde es dramatisch. Ich stand aus meinem Bett auf um zur Toilette zu gehen. Nach ein paar Schritten verlor ich plötzlich Literweise Blut. Mein Mann rief nach einem Arzt und dann ging alles sehr schnell. Ärzte und Schwestern kamen in mein Zimmer gestürmt und rollten mein Bett raus. Ich höre heute noch die Worte die der Arzt meinem Mann zurief: „Notoperation, wir können entweder die Mutter oder das Kind retten. Ich blieb ganz ruhig. Ich wusste in diesem Moment, das stimmt nicht. Wir werden beide überleben.
Wir haben beide überlebt. Meine kleine Tochter Caroline und ich. Sie war gesund und es ging ihr gut. Ich habe mich auch schnell wieder erholt und mein Mann war glücklich. Das alles ist ihm sehr an die Nieren gegangen. Nach zwei Tagen wurde sie mir zum Stillen gebracht. Außerdem brachte die Schwester ein Glas Bananenmilch für mich mit. Ich war über den Berg und durfte zum ersten Mal wieder etwas zu mir nehmen.
Ich trank einen Schluck und legte meine Tochter an die Brust. Sie hatte noch keine zweimal gesaugt als ich mich ganz plötzlich

übergeben musste. Ich klingelte nach der Schwester und wieder ging alles sehr schnell. Ärzte kamen, mein Kind wurde mir weggenommen und mein Bett raus gerollt. Notoperation, sagte der Arzt. Es geht um Sekunden. Ich hatte einen Darmverschluss und wurde drei Stunden lang operiert. Mein Mann erzählte mir später, er hätte die ganze Zeit im Warteraum gesessen und gebetet. Auch diese Operation habe ich überstanden - aber es war noch nicht zu Ende.

Mein Darm fing nicht wieder an zu arbeiten. Noch eine Operation würde ich nicht überleben. Also konnte man nur warten. Wenn sich nichts tat in meinem Bauch, würde ich sterben. Meine Familie stand unter großem Stress in dieser Zeit. Mein Mann war fix und fertig und der Arzt wurde langsam nervös. Mein Darm wollte nicht arbeiten. Am nächsten Tag sagte mir der Arzt, er könne die Verantwortung nicht mehr übernehmen. Ich müsse in ein größeres Krankenhaus. Mein Mann war am Ende. Er beschimpfte den Arzt und musste von einer Schwester beruhigt werden.

Ich war immer noch ganz ruhig. Ich wusste, ich würde nicht sterben.

Ich wurde dann sofort in ein 60 Km entferntes Krankenhaus gebracht. Dort kam ich auf die Intensivstation und wurde von Kopf bis Fuß verkabelt. Ich hatte Schläuche in der Nase, in den Armen, im Hals und in den Füßen. Und ich war an viele piepsende Geräte angeschlossen. Das war mir alles egal. Ich war inzwischen sehr schwach. Ich dachte nur an mein Baby. Ich bat die Schwester, mir regelmäßig die Milch abzupumpen, damit sie in Fluss blieb. Wenn ich wieder zu Hause war, wollte ich stillen. Sie haben mir diese Bitte auch erfüllt. In den nächsten zwei Tagen lag ich regungslos im Bett. Ich hatte Schmerzen und wurde immer schwächer. Ich hatte so wahnsinnigen Durst, dass ich wenn ich mal schlief, Alpträume von Wasserflaschen hatte, an die ich nicht rankam. Ich habe vor lauter Durst sogar zeitweise mein Baby vergessen. Aber ich durfte nicht trinken. Mein Darm regte sich immer noch nicht und die Ärzte sagten ich sei zu schwach für eine weitere Operation. Am zweiten Tag kamen mich mein Mann und meine Mutter besuchen. Sie wussten wie es um mich stand, aber auf diesen Anblick waren sie wohl nicht gefasst. Ich muss wohl schon ausgesehen haben wie der Tod. Ich erkannte es an ihren entsetzten Gesichtern als sie an

mein Bett kamen. Sie versuchten ganz tapfer mir Mut zu machen, dabei waren sie selber am Ende.
Mich interessierten nur meine Kinder. Ich sagte zu meinem Mann: „Unser Baby liegt ganz allein im Krankenhaus, du musst sie mal besuchen." Er konnte nicht sprechen. Er war fix und fertig. Meine Mutter sagte ganz leise: „Dieter fährt jeden Tag zweimal ins Krankenhaus zum Füttern und Baden. Er erzählte ihr jeden Tag, dass ihre Mama bald wiederkommt. Und Kerstin ist in dieser Zeit bei uns gut aufgehoben." Da habe ich zum ersten Mal geweint.

Nachdem ich wusste, meinen Kindern geht es gut und wir uns alle wieder beruhigt hatten, war mein nächstes Problem meine Blumen. Wir hatten sehr viele Pflanzen in unserem Haus und ich liebte jede einzelne. Ich fragte meinen Mann: „Vergisst du auch nicht meine Blumen zu gießen?" Da hat er zum ersten Mal gelächelt. „Nein, ich vergesse auch deine Blumen nicht." Und da wusste ich, ich werde wieder gesund.
Am nächsten Tag bat ich die Schwester mit dem Abpumpen aufzuhören. Es war für uns alle sehr stressig und es war sowieso nicht absehbar wie es weiterging. Und wieder einen Tag später hörten die Ärzte ganz leise Darmgeräusche. Es sah so aus als hätte ich es geschafft. Nach drei Tagen konnte ich auf die normale Station verlegt werden. Ich wurde langsam wieder ans Essen gewöhnt. Und als ich das erste Mal mit Hilfe meines Mannes meine Haare waschen durfte, ging es mir schon fast wieder gut. Mein Mann kam sooft es ging und erzählte mir von seinen Erlebnissen mit Caroline. Und er erzählte mir noch etwas anderes, er sagte mir: er hätte große Angst gehabt, dass ich sterbe. Er hätte jeden Tag für mich gebetet. Mit einer Ernsthaftigkeit, die ich so an ihm noch nie erlebt hatte sagte er mir, er hätte über sein Leben, unsere Ehe und unsere Kinder nachgedacht. Ihm wären die Augen aufgegangen. Er sprach von einer Zukunft die ganz anders werden würde, weil er jetzt endlich sieht was er anrichtet, wenn er so weitermacht. Er saß auf meinem Bett, hielt meine Hand, schaute mich mit seinen unglaublichen Augen an und sagte: „Ich bin sehr glücklich und dankbar eine so wundervolle Frau wie dich zu haben und ich bin dankbar für unsere beiden gesunden Kinder. Das ist mehr als ich verdient habe. Du kannst dich in Zukunft immer auf mich

verlassen." Nach einer Woche wurde ich in mein altes Krankenhaus gebracht. Endlich konnte ich mein Baby in die Arme nehmen und Kerstin konnte mich auch wieder besuchen. Der Arzt kam jeden Tag ein paar Mal zu mir.
Ich glaube, er war froh mich lebend wiederzusehen. Meine Eltern und mein Mann waren der Meinung es wäre bei den Operationen etwas schiefgelaufen. Aber ich glaubte das nicht.

Die Schwestern waren ganz begeistert von meinem Mann und erzählten mir immer wieder, mit welcher Geduld und Zärtlichkeit er sich jeden Tag um Caroline gekümmert hat. Er könne jetzt perfekt baden, wickeln und füttern. Ich war sehr stolz und glücklich. In den ersten Wochen bemerkte ich so etwas wie Eifersucht bei Dieter.
Er hatte in den vergangenen Tagen eine ganz besondere Beziehung zu seiner kleinen Tochter aufgebaut und plötzlich war ich wieder da. Er passte genau auf, ob ich auch alles richtig machte und kritisierte mich auch, wenn ich sie, zum Beispiel beim Baden, falsch hielt. Im Stillen habe ich mich darüber amüsiert, aber ich konnte ihn sehr gut verstehen. Ich musste noch drei Wochen im Krankenhaus bleiben. Ich war immer noch sehr schwach und mein Schnitt heilte auch nicht. Er entzündete sich immer wieder und konnte nicht zugenäht werden. Kurz vor Weihnachten war es dann endlich soweit. Ich durfte nach Hause.

Ich war inzwischen 25 Jahre, hatte zwei Kinder und eine lebensgefährliche Operation hinter mir. Ich hatte ein halbes Jahr lang schwere Depressionen gehabt, aus denen ich mich alleine wieder herausgearbeitet habe und ich hatte einen Mann der mir das Leben oft zur Hölle gemacht hat. Ich hatte natürlich auch meine Fehler. Ich habe es meinem Mann sicher auch nicht immer leichtgemacht. Im Krankenhaus hatte ich viel Zeit über alles nachzudenken. Und ich wusste, wenn ich wieder zu Hause bin, fängt ein neues Leben an. Die Ereignisse der letzten Wochen sollten ein Wendepunkt in unserem Leben sein. Und sogar meine Mutter sagte: „Ich glaube dein Mann ist jetzt endlich erwachsen geworden." Und so blickte ich wieder mal mit viel Hoffnung und viel Vorfreude in die Zukunft.

Die nächste Zeit verlief sehr harmonisch. Ich kam schnell wieder zu Kräften und jeder verwöhnte mich.
Dieter arbeitete immer noch sehr viel und sehr hart. Er machte das sehr gerne und es tat ihm auch gut.
Den größten Teil seiner Freizeit verbrachte er mit mir und den Kindern oder bastelte im Haus und Garten. Zwei bis drei Mal die Woche besuchte er seine Eltern. Sein Vater trank immer noch sehr viel und Dieter machte sich Sorgen um seine Mutter, der es gesundheitlich nicht sehr gut ging. Manchmal spielte er abends im Haus meiner Eltern Skat mit meinem Vater. Ab und zu ging er auch mal alleine weg. Aber das hielt sich im Rahmen und war für mich in Ordnung. Das einzige, was ich manchmal vermisste war, dass man mit ihm keine Gespräche führen konnte. Ich konnte mit ihm weder einfach mal so, über Gott und die Welt quatschen, noch konnten wir Diskussionen führen über bestimmte Themen. Er interessierte sich für nichts und hatte zu nichts eine Meinung. Auch über Kindererziehung hatte er keine bestimmte Vorstellung. Ich versuchte immer mal, ihm anhand von Büchern, Fernsehsendungen oder Zeitungsberichten ein Gespräch oder eine Meinungsäußerung zu entlocken, aber vergeblich. Es gab dann höchstens Stress, weil er sich von mir gedrängt und überfordert fühlte.
Das einzige worüber er stundenlang erzählen konnte, war seine Arbeit. Und wenn dann solche Dinge wie: Was gibt es heute Abend zu essen, was machen wir heute Abend und wie war´s auf der Arbeit besprochen waren, hatten wir uns oft nichts mehr zu sagen. Aber ich war bescheiden geworden. Mein Mann hatte sein Leben offensichtlich in den Griff bekommen. Was wollte ich also noch? Und im Grunde gefiel er mir ja genauso wie er war. Unkonventionell, ein bisschen wild, ein bisschen anders als andere Männer und sehr hilfsbereit allen Menschen gegenüber. Und er war immer noch ein sehr zärtlicher, phantasievoller Mann. Körperliche Berührung war ihm sehr wichtig. Er wäre niemals ohne einen Abschiedskuss aus dem Haus gegangen, auch wenn er nur um die Ecke zum Zigarettenautomat ging. Und das erste was er tat, wenn er nach Hause kam war mir und den Kindern einen Begrüßungskuss zu geben. Das war ihm sehr wichtig. Erst dann wäre er richtig zu Hause, sagte er.

Abends beim Fernsehen streichelte er stundenlang mein Knie oder hielt einfach nur meine Hand. Was die körperliche Liebe angeht, war er immer noch unersättlich. Er selber hatte es natürlich nicht so gesehen. Für ihn war das normal. Er hätte ohne weiteres jeden Tag gekonnt und gewollt. Und nicht nur einmal. Das war mir natürlich zu viel. Aber es ist mir immer noch sehr schwer gefallen mich durchzusetzen. Aber er war in dieser Beziehung nicht mehr so rücksichtslos wie am Anfang unserer Ehe. Er akzeptierte auch mal ein Nein.

Nach Carolines Geburt kehrte ja auch, wie gesagt, erst mal etwas Ruhe in unser Leben ein. Ich kam gut zurecht mit zwei Kindern und fühlte mich in keiner Weise überfordert, wie ich das oft von anderen Müttern hörte. Im Gegenteil, als Kerstin in die Schule kam und Caroline ein knappes Jahr alt war, hatte ich den Wunsch nach einem dritten Kind. Ich sprach mit meinem Mann darüber und er hatte nichts gegen ein drittes Kind, aber er hielt es noch für zu früh. Die Ärzte sagten mir nach Carolines Notkaiserschnitt, dass ich möglicherweise keine normale Entbindung mehr haben könnte. Aber mein Wunsch nach einem dritten Kind wurde immer größer. Mein Körper hatte sich gut erholt und ich wusste auch, dass eine dritte Entbindung normal verlaufen würde. Meine kleine Tochter war ein Jahr und zwei Monate alt, als ich wieder schwanger wurde. Die Reaktionen in meinem Umfeld waren sehr gemischt. Die einen bewunderten meinen Mut, andere schüttelten den Kopf über so viel Unvernunft. Mein Frauenarzt meldete große Zweifel an.

Ich konnte das alles nur belächeln. Mir ging es ausgezeichnet und ich wusste, dass es gut gehen würde. Mir ging es während meiner ganzen Schwangerschaft sehr gut und ich habe sie sehr genossen. Es wurde mir auch nie zu anstrengend mit meinen beiden Töchtern. Ich kann heute auch nicht mehr sagen, ob es in dieser Zeit irgendwelche dramatischen Zwischenfälle mit meinem Mann gegeben hat. Es sind sicher unschöne Dinge vorgefallen, aber das weiß ich heute wirklich nicht mehr. Ich habe nur noch die Erinnerung an eine angenehme Schwangerschaft, in der ich mich sehr gut gefühlt habe. Es verlief auch alles normal.

Mein Arzt war sehr zufrieden, trotzdem riet er mir in ein anderes Krankenhaus zu gehen, für den Fall, dass es Komplikationen geben könnte.

Pünktlich zum errechneten Termin begannen die Wehen um 23:30 Uhr nachts. Es lag hoch Schnee und wir mussten 40 Km fahren. Deshalb fuhren wir zeitig los. Als wir ankamen, waren die Wehen verschwunden. Dieter wollte bei der Entbindung dabei sein, so lief er mit mir die Gänge auf und ab und saß neben mir am Wehenschreiber. Irgendwann sagte die Schwester zu meinem Mann, das wird heute nichts mehr. Fahren Sie nach Hause, wir rufen Sie an, wenn es losgeht. Dieter fuhr also nachts durch den Schneesturm wieder nach Hause. Zwei Stunden später fingen die Wehen wieder an. Als sicher war, dass es ist nicht wieder falscher Alarm war, habe ich ihn angerufen und eine halbe Stunde später war er wieder zurück. Die Wehen haben dann noch mehrere Stunden gedauert. Mein Mann war die ganze Zeit bei mir und hat die Geburt seines Sohnes Alexander miterlebt. Es hat mir sehr gutgetan ihn bei mir zu haben. Ich habe ihn bei den Presswehen Grün und Blau gedrückt und gebissen. Abgesehen davon, dass ich tief gerissen war, weil mein Sohn ganz plötzlich aus mir heraus gepurzelt kam und fast noch vom Tisch gefallen wäre, war es eine ganz normale Geburt. Woran ich ja von Anfang an nicht gezweifelt hatte. Wegen dem tiefen Riss und weil Alexander eine leichte Gelbsucht hatte, blieben wir neun Tage im Krankenhaus. Ich hatte genug Milch und konnte jetzt endlich mal eines meiner Kinder stillen, wie ich mir das schon immer gewünscht habe.
Es ging mir nach der Geburt gleich wieder sehr gut. Ich kam auch mit drei Kindern gut zurecht. Alexander war ein liebes und pflegeleichtes Baby. Aber er hatte seinen ganz eigenen Rhythmus, wir mussten uns alle etwas umstellen in unseren Lebensgewohnheiten. Da es Winter war, war mein Mann wieder zuhause und unterstützte mich und kümmerte sich viel um die Kinder.

Als Alexander acht Wochen alt war weinte er sehr viel und ließ sich oft nicht beruhigen.
Der Kinderarzt diagnostizierte einen Leistenbruch. Wir mussten ihn zur Operation in ein 30 Km entferntes Krankenhaus bringen. Er hat den Eingriff zur unserer Erleichterung sehr gut überstanden. Ich fuhr zweimal am Tag mit meiner abgepumpten Milch zu ihm. Am dritten Tag, ich war gerade auf dem Weg ins Krankenhaus, kam

ich auf der Autobahn bei Glatteis ins Schleudern und krachte gegen die Leitplanke. Totalschaden. Ich hatte nur einen leichten Schock und eine Wunde am Kopf, die genäht werden musste. Nachdem ich im Krankenhaus untersucht und versorgt worden war, hat mich meine Mutter abgeholt. Zuhause angekommen war die Aufregung natürlich groß und alle wollten, dass ich mich erst mal ausruhe. Davon wollte ich natürlich nichts wissen. Ich musste zu meinem Sohn und keiner konnte mich davon abhalten. Ich habe mir das Auto meiner Mutter geliehen und bin ins Krankenhaus gefahren. Aber diesmal sehr langsam und vorsichtig. Kurz vor Weihnachten konnten wir unser Baby gesund wieder nach Hause holen.

Als das Jahr zu Ende ging zog ich wieder mal Bilanz – wir waren jetzt knapp neun Jahre verheiratet und hatten drei hübsche gesunde und fröhliche Kinder. Mein Mann hat den Alkohol erfolgreich besiegt, er war gesund, fleißig, hatte Arbeit die ihm Spaß machte und verdiente gutes Geld. Mir ging es nach meinen drei Entbindungen und zwei schweren Operationen wieder sehr gut. Wir wohnten in einem schönen Häuschen mit Garten. Wir hatten einen netten Bekanntenkreis und eine abwechslungsreiche Freizeitgestaltung. Wir hatten guten Kontakt zu unseren Familien. Wenn ich an all das dachte und meinen Mann und meine Kinder beobachtete, wie ausgelassen sie auf dem Fußboden tobten, war ich sehr dankbar. Natürlich hatte die Vergangenheit schon leichte Spuren in mir hinterlassen. Aber ich wollte nach vorne schauen. Mit den Macken, die mein Mann hatte, konnte ich leben. Kein Mensch war perfekt. Auch ich nicht. Wir waren noch jung und hatten noch viel Zeit zu lernen. Also ging ich voller Zuversicht und Optimismus ins neue Jahr.
Von da an ging es bergab. Und ich merke, wie das Schreiben jetzt sehr anstrengend für mich wird, denn jetzt fängt es an weh zu tun, richtig weh zu tun. Jetzt beginnt die Zeit in der ich innerlich zerbrochen bin. Ich laufe immer wieder vom Computer weg. Aber es hilft nichts. Ich weiß, ich muss da noch mal durch, durch diesen ganzen Schmerz, um damit abschließen zu können.
Irgendwann fiel mir wieder auf, dass Dieter unverhältnismäßig viel Geld für sich verbrauchte. Ich sprach ihn jedes Mal ganz direkt darauf an. Jedes Mal bekam ich eine Erklärung dafür. Nur einige

Beispiele: Ich habe einem Freund, Arbeitskollegen oder Familienmitglied Geld geliehen. Ich habe meinen Geldbeutel verloren. Ich hatte den Hundertmarkschein lose in der Hosentasche, muss wohl rausgefallen sein. Ich habe bei meiner letzten Baustelle nicht so viel Geld bekommen wie abgemacht war, usw. … ich wusste fast jedes Mal, dass stimmte nicht. Aber ich konnte ihm das Gegenteil nicht beweisen. Und es hätte ja manchmal auch wirklich stimmen können. Außerdem wusste ich sowieso nicht, was ich dagegen hätte tun sollen. Ich bin keine Frau, die ihrem Mann nachläuft, um ihn zu kontrollieren. Und ich rufe auch nicht bei seinen Kumpels an, um mir seine Geschichten bestätigen zu lassen. Jedes Mal dachte ich, irgendwie geht es weiter und irgendwann ist es mal vorbei.

Alexander war ca. sieben Monate alt. Wir hatten mit Freunden einen Ausflug zum Badesee geplant. Treffpunkt war unsere Küche. Alle waren eingetrudelt, die Taschen waren gepackt. Wir wollten gerade aufbrechen, als das Telefon klingelte. Ich ging ran und es meldete sich der Bekannte, bei dessen Familie ich damals mit Kerstin Zuflucht gesucht hatte, als mein Mann betrunken mit ihr in der Kneipe gesessen hatte: „Hallo Doris, hier ist der Heinz. Ich wollte unsere Verabredung für morgen absagen. Wir kommen nicht." „Warum, was ist los?" „Das möchte ich dir am Telefon nicht sagen. Wir möchten in Zukunft keinen Kontakt mehr mit euch. Wenn du wissen willst warum, frag deinen Mann." „Das kannst du mit mir nicht machen. Wenn du so reagierst, muss es was schlimmes sein, sag mir endlich was los ist!"
„Meine Frau ist schwanger, sie sagt dein Mann ist der Vater und ich glaube ihr. Jetzt weißt du es. Ruf mich bitte nicht mehr an. Ich muss das erst mal verarbeiten." Ich wollte wissen, wann das denn passiert sein soll. „Vor ein paar Wochen, als ich auf Geschäftsreise war und Dieter meiner Frau geholfen hat die Waschmaschine in die Küche zu tragen." PENG!!!
Ich bin ein Mensch, der in solchen Situationen erst mal ganz ruhig wird. Ich stehe dann wie unter Schock und kann weder weinen noch schreien.
Ich ging in die Küche, nahm mein Baby auf den Arm und sagte: „Ich fahre nicht mit zum See. Alexander bleibt auch hier. Ich möchte,

dass ihr jetzt sofort geht." Natürlich wollten alle wissen was passiert ist. Sie sagten später sie hätten mich noch nie so erlebt. Ich hätte ausgesehen, als wäre mir der Teufel begegnet. Ich warf sie alle aus der Wohnung einschließlich meines Mannes. Dann versuchte ich erst mal mich zu sammeln.

Ich erinnerte mich an diesen besagten Tag. Heinz rief ein paar Tage vorher an. Er fragte Dieter, ob er nächste Woche mal kommen könne, um die Waschmaschine die Treppe hoch zu tragen. Er wäre für ein paar Tage weg und könnte es nicht selber machen. Mein Mann fuhr also hin und sagte noch: „Das kann solange nicht dauern. Bin bald wieder da, dann machen wir uns einen gemütlichen Abend." Ich sagte ja schon, dass ich im Laufe meiner Ehe einen siebten Sinn entwickelt habe. Oft habe ich für meinen Mann gar nicht erst mit gekocht, weil ich morgens schon wusste, er kommt heute Abend nicht heim. Als er an diesem Tag aus dem Haus ging, hatte ich nicht das Gefühl, dass etwas Ungewöhnliches in der Luft lag. Deshalb glaube ich auch nicht, dass er geplant hatte was dann geschah. Ich werde ihn vielleicht mal irgendwann danach fragen. Vielleicht sagt er mir zur Abwechslung mal die Wahrheit. Zu verlieren hat er ja jetzt nichts mehr. Jedenfalls kam er an diesem Abend erst nach sechs Stunden wieder nach Hause. Auf meine Frage, was denn so lange gedauert hatte, reagierte er sehr ärgerlich. Er erklärte mir sehr wortreich, wie anstrengend es gewesen sei, die Waschmaschine die enge Treppe hoch zu tragen.

Als meine Familie an diesem Abend vom See wiederkam, habe ich mit Dieter über diesen Anruf gesprochen. Er war total fassungslos. Er sagte: „Das ist ja wohl ein schlechter Witz. Ich habe mich stundenlang mit dieser scheiß Waschmaschine abgerackert und dann wird mir sowas unterstellt. Sowas traust du mir doch wohl nicht ernsthaft zu? Das werde ich sofort klären." Er schimpfte noch eine Weile weiter und konnte gar nicht fassen, was ihm da unterstellt wurde.

Ich hatte schon zu viel mit ihm erlebt, um vollkommen überzeugt zu sein. Aber ich dachte, seine Fassungslosigkeit kann doch unmöglich gespielt sein und die Sache würde sich schon bald aufklären. Aber Dieter dachte wohl, wenn man das nur lange genug ignoriert würde es schon in Vergessenheit geraten. Also passierte erst mal gar nichts.

Ich hatte es nicht vergessen und wollte die Sache endlich klären und aus der Welt schaffen. Immerhin waren wir seit Jahren befreundet mit diesem Ehepaar.

Das konnte man doch nicht so einfach in der Luft hängen lassen. Darauf angesprochen hat mein Mann mir geschworen, er wäre es nicht gewesen. Ich sagte ihm: „Wenn du ein reines Gewissen hast, fahren wir zur Angelika und klären das unter sechs Augen." Damit erklärte er sich sofort einverstanden. Das hat mich dann davon überzeugt, dass er die Wahrheit sagt. Damals hätte ich ihm noch nicht zugetraut, dass er mich bewusst einer so demütigenden Situation aussetzt, wenn was dran wäre an dieser Geschichte. Wir fuhren also hin und redeten mit ihr. Sie blieb bei ihrer Geschichte. Dieter hat sie erst ausgelacht, dann haben wir sie gemeinsam beschimpft. Dann sagte er zu mir: „Komm wir gehen. Das hat keinen Zweck. Die spinnt ja." Danach haben wir nicht mehr darüber gesprochen. Den ganz leisen Zweifel in mir, den habe ich ignoriert. Als ein paar Monate später dieses Kind geboren war, wurde Dieter zu einem Vaterschaftstest geladen. Aus diesem Test ging hervor, dass er eindeutig der Vater des Kindes war. Und selbst mit diesem Papier in der Hand, hatte er noch versucht zu leugnen. Langsam lernte ich den wahren Charakter meines Mannes kennen. Aber es dauerte noch sehr lange, bis ich Konsequenzen ziehen konnte.

An diesem Tag warf ich ihn aus dem Schlafzimmer. Für die nächsten Wochen schlief er in der Abstellkammer, in einem provisorischen Bett. Und zum ersten Mal rebellierte er nicht. Er war sehr kleinlaut in der nächsten Zeit. Irgendwann konnte ich mir das Elend nicht mehr mit ansehen. Er tat mir leid und ich hatte Sehnsucht nach ihm. Also holte ich ihn ins Schlafzimmer zurück. Er hat sehr geweint und bat mich nochmal um Verzeihung. Wir hatten wieder mal eine Hürde geschafft und ich hatte wieder eine Narbe mehr. Aber ich liebte ihn immer noch. Ich wollte ihn nicht verlieren. Ich weiß nicht was es war - Liebe, Dummheit, Abhängigkeit oder vielleicht die Angst vor Veränderungen?

Dieter arbeitete nach wie vor sehr viel. Eine Weile ging es uns finanziell wieder etwas besser. Aber das hielt nicht lange an. Er

arbeitete oft abends und hatte jetzt auch noch einen Wochenendjob angenommen, bei dem er sehr gut verdiente. Aber je mehr er verdiente, umso weniger Geld hatten wir. Es gab wieder viel Streit ums Geld. Ich konnte mir nicht erklären wo das ganze Geld hinging.
Aber ich hatte schon nicht mehr die Nerven dazu, mich mal ernsthaft durchzusetzen. Ich habe es ihm sehr leicht gemacht immer auszuweichen. Er brauchte sich nie einer Situation ernsthaft zu stellen, weil ich immer schon vorher wieder kapituliert und nachgegeben habe.

Zu dem Wort Spielautomat, kam jetzt ein neues hinzu: Spielsucht. Damit konnte ich wieder gar nichts anfangen, ich wollte mich wohl auch gar nicht näher damit beschäftigen. Wenn ich meinen Mann mal darauf ansprach, lachte er mich aus und ich ließ es dann auf sich beruhen.
Ich verbrauchte so viel Energie dafür, den Karren zusammenzuhalten und unangenehmes zu verdrängen, dass mir für die Frage: was muss ich tun, damit es mir bessergeht, keine Kraft mehr blieb. Unser Geld wurde so knapp, dass ich beschloss, mir Arbeit zu suchen. Als mir eine Putzstelle in einer Arztpraxis angeboten wurde, wo ich abends putzen konnte, habe ich zugesagt. Ich ging aus dem Haus, wenn die Kleinen schliefen. Kerstin war inzwischen zehn Jahre. Sie konnte mich telefonisch erreichen, wenn was war. Und meistens war ja auch Dieter da. Obwohl mich das inzwischen auch nicht mehr unbedingt beruhigte. Er war immer noch ein lieber Vater. Aber er hatte keine Ahnung von Kindererziehung. Alles was er wusste war, dass er nie so werden wollte wie sein Vater. Deshalb überschüttete er seine Kinder mit Zärtlichkeit, Spielzeug und Süßigkeiten. Dass Kinder für eine gesunde Entwicklung noch ganz andere Dinge brauchten, davon hatte und hat er keine Ahnung. Er kannte nicht den Sinn von Konsequenz und von Grenzen setzen. Er sah nicht ein was so schlimm daran war, wenn kleine Kinder abends um 21:00 Uhr vor dem Fernseher sitzen und sich einen Krimi oder Horrorfilm anschauten. Er wusste nicht, was falsch daran war, wenn er mit seinen Kindern vor dem Abendessen nochmal an der Eisdiele haltmachte, oder ihnen nach dem Zähneputzen noch ein Bonbon gab. Er wäre nie auf die Idee

gekommen, dass Kinder ernst genommen werden wollen und Vater-Kind-Gespräche brauchen, ohne dass der Vater dabei die Bildzeitung liest. Ich habe so oft versucht mit ihm darüber zu reden, aber es war vollkommen sinnlos. Er hat den Kindern aus falsch verstandener Liebe oder aus Bequemlichkeit oft Dinge erlaubt, die ich ihnen vorher, manchmal auch in seinem Beisein, verboten hatte. Und natürlich war er dann der tolle Papa. Es kamen auch wieder Gerüchte auf, dass es eine andere Frau gab, mit der sich Dieter ab und zu traf. Ich hielt inzwischen nichts mehr für unmöglich. Ich sprach ihn mehrmals darauf an. Je nach Stimmung wurde er ärgerlich, zornig, ungeduldig oder hatte es ins lächerliche gezogen. Aber er hat es natürlich jedes Mal abgestritten.

Ich konnte ihm natürlich wieder nichts beweisen. Ich wollte nicht das es stimmte, also stimmte ist nicht. Außerdem hatten wir meiner Meinung nach immer noch ein erfülltes Sexualleben. Ich wusste, um welche Frau es ging. Und als sie irgendwann weggezogen ist, hatte sich das Thema für mich auch erledigt.

Langsam wurde mir bewusst, wenn ich anfangen würde mich ernsthaft mit der Seele und dem Charakter meines Mannes zu beschäftigen, würden mir Dinge klar werden, die ich gar nicht wahrhaben wollte. Ich hatte einfach immer noch die verzweifelte Hoffnung, dass ihm irgendwann ein Licht aufgehen würde. Aber ich war jetzt nicht mehr ganz so sehr nur noch auf ihn fixiert. Ich fing langsam an, ein bisschen Eigenleben zu entwickeln und bezog ihn nicht mehr in alles mit ein was ich tat. Ich verabredete mich z.B. mit einer Freundin zum Kino, ohne ihn zu fragen, ob er mitgehen will. Oder jemand sagte, komm doch heute Abend mal auf ein Glas Wein, dann können wir ein bisschen quatschen. Ich gebe zu, es ist mir am Anfang nicht leichtgefallen ihm zu sagen, ich gehe heute alleine weg. Er tat das seit elf Jahren regelmäßig ein- bis dreimal die Woche. Und ich hatte Herzklopfen bei dem Gedanken ihm zu sagen, ich gehe allein mit einer Freundin weg. Und es kam auch prompt eine Reaktion. Er warf mir vor, ich mache das nur aus Rache, weil er letzte Woche zwei Stunden zu spät gekommen sei. Ich habe mich dadurch nicht aufhalten lassen, aber meine ersten Alleingänge waren mir trotzdem vermiest. Ich konnte den

Kinobesuch nicht genießen, weil ich nur an meinen armen Mann dachte, der allein zuhause sitzt und wartet. Und wenn dann jemand nach dem Kinobesuch noch auf ein Bier gehen wollte, habe ich abgelehnt. Ich wollte so schnell wie möglich wieder nach Hause. So viel zu meinen ersten selbstständigen Gehversuchen. Dann habe ich gemerkt, da draußen, außerhalb meiner vier Wände und abgeleint von meinem Mann gibt es noch ein anderes Leben. Das soll nicht heißen das ich eingesperrt war. Wir haben immer noch sehr viel Schönes zusammen unternommen, aber eben immer nur zusammen oder er alleine.

Und er hat immer sehr eifersüchtig über mich gewacht, wenn wir zusammen unterwegs waren. Ich bin nie ausgegangen um andere Männer kennenzulernen und habe mich auch auf nichts eingelassen. Ich liebte meinen Mann und wollte keinen anderen. Mir war es viel wichtiger Leute kennenzulernen, mit denen man vernünftig reden oder einfach mal nur rumblödeln und albern sein konnte. Aber so oft kam das nicht vor. Ich war immer noch am liebsten zu Hause bei meinem Mann.

Dadurch, dass wir beide viel arbeiteten, hatten wir weniger Zeit für uns. Und die seltenen Momente der Zweisamkeit mit ihm wollte ich genießen. Wir hatten zwischen all diesen Problemen immer wieder schöne und entspannte Zeiten, die wir beide sehr genossen. Das war immer so eine Art Ruhepause zwischen den Kämpfen.

Etwa zu dieser Zeit kam Dieters Mutter ins Krankenhaus. Was genau passiert war, ist nicht genau geklärt. Wahrscheinlich hatte sie einen Schlaganfall. Als mein Mann sie wie üblich besuchen wollte, lag sie schon ein paar Tage hilflos in ihrem eigenen Dreck, war nicht mehr ansprechbar und vollkommen ausgetrocknet. Mein Schwiegervater ist lieber saufen gegangen, als sich um sie zu kümmern und einen Arzt zu rufen. Sie kam nach dem Krankenhaus sofort in ein Pflegeheim, wo sie noch viele Jahre vor sich hinvegetierte, bevor sie endlich sterben durfte. Das hat uns alle sehr mitgenommen. Aber auch das hat mein Mann verdrängt. Er hatte sich nie, weder mit seinem Vater auseinandergesetzt, noch hat er seine Mutter regelmäßig im Heim besucht.

Dieter hatte inzwischen mehr Arbeit als er bewältigen konnte. Es hat sich rumgesprochen, dass er als Pflasterer gute Arbeit leistet. Und die Aufträge wurden immer größer. Er machte inzwischen ganze Anlagen alleine. Natürlich alles nach Feierabend. Irgendwann fing er an davon zu reden, sich selbstständig zu machen. Je mehr sich für diesen Gedanken begeisterte, umso mehr Panik stieg in mir auf. Die Idee an sich war ja nicht schlecht, aber doch nicht mit diesem Mann.

Er hatte überhaupt keine Vorstellung davon was es bedeutet selbstständig zu sein. Und er war sehr unzuverlässig. Nicht nur im privaten Bereich. Es kam in der Vergangenheit immer wieder vor, dass Leute bei mir anriefen die vergeblich auf ihn warteten, oder sich über irgendwas beschwerten, was wieder mal schiefgelaufen sei. Aber er ließ sich nicht mehr davon abbringen und ich dachte, wenn ich ihn schon nicht umstimmen kann, muss ich ihm wenigstens eindringlich vor Augen halten, dass er seine Arbeitsmethoden ändern muss, um nicht zu scheitern.

Immerhin hatten wir drei Kinder und noch eine Menge Schulden. Also hielt ich wieder mal meine Vorträge über Verantwortung und Zuverlässigkeit. Dieter sagte dazu: „Für wie blöd hältst du mich? Natürlich weiß ich das es dann anders laufen muss. Ich bin mir im Klaren darüber, dass ich dann zuverlässiger werden muss. Aber wenn du mir hilfst, schaffen wir das." Wir sind dann übereingekommen, dass ich Büro, Buchhaltung und Finanzen mache, und er draußen arbeitet. Erst mal alleine, um zu schauen wir es läuft.

Aber es gab noch ein anderes Problem. Das Haus, in dem wir wohnten war eine Firmenwohnung und an die Arbeitsstelle gebunden. Es konnte also passieren, dass wir irgendwann raus mussten, wenn mein Mann kündigte. Also beschlossen wir zu versuchen, das Haus zu kaufen. Wir vereinbarten einen Termin mit seinem Chef. Er war bereit uns das Haus zu verkaufen und der Kaufpreis war, genau wie die Miete die wir zahlten, fast ein Witz. Eigentlich war sein Chef ein knallharter Geschäftsmann, aber er hatte eine Schwäche für meinen Mann. Er hat das Leben meines Mannes mit verfolgt, hatte gesehen wie er sich abzappelte um ein „vernünftiges" Leben zu führen und wollte uns keine Steine in den Weg legen. In den folgenden Wochen waren wir beschäftigt mit

Formalitäten bei Banken, Bausparkassen und Steuerberatern. Alles lief reibungslos. Wieder einmal waren alle Voraussetzungen günstig für eine schöne Zukunft. Natürlich war ich längst nicht mehr so blauäugig zu glauben, jetzt wird alles gut. Mir war klar auf was ich mich da eingelassen hatte.

Ich wusste auch, dass die ganze Verantwortung wieder mal bei mir lag. Aber was hatte ich für eine Wahl? Hätte ich mich geweigert, wäre mein Mann immer unzufriedener geworden oder er hätte es über meinen Kopf hinweg im Alleingang versucht und das wäre unweigerlich schiefgegangen. Was hätte ich dann machen sollen? Mich von ihm trennen? Das wollte ich nicht. Also bin ich auch diesen Weg mit ihm gegangen. Nach wenigen Monaten war es dann soweit. Das Haus gehörte uns, mein Mann hatte in seiner Firma gekündigt, das Gewerbe für Garten- und Landschaftsbau war angemeldet und die ersten Briefköpfe mit unserem Logo waren gedruckt.

Ich bin weiterhin abends putzen gegangen und habe tagsüber ein paar Stunden Büroarbeit gemacht. Es lief auch wirklich gut. Es kamen genügend Aufträge rein und mein Mann hatte viel Arbeit. Er war sehr stolz. Er hatte es wieder ein Stückchen weiter geschafft. Manchmal hat er mir von seiner Kindheit erzählt, von seinen Erlebnissen zu Hause und von seinen Heim– und Gefängnisaufenthalten. Für mich waren das immer die schönsten Momente, wenn Dieter von seinem Leben erzählte. Es waren nicht immer angenehme Erinnerungen. Oft kamen ihm die Tränen, oder seine Stimme fing an zu zittern. Wenn er von den Erlebnissen aus seiner Kindheit zuhause erzählte, gefror mir manchmal das Blut in den Adern. Es war für mich unvorstellbar, dass es so grausame Väter und Ehemänner geben konnte. Aber manchmal sprach er auch von schönen Dingen, oder erzählte Erlebnisse aus seiner Gefängniszeit.

Es waren die ganz seltenen Augenblicke unserer Ehe, in denen wir uns wirklich nah gewesen sind. Und manchmal konnte er es dann selber nicht glauben, dass er all das hinter sich gelassen hatte und es bis hierhin geschafft hat.

Als Alexander vier Jahre alt war stand für uns fest, dass wir keine Kinder mehr wollten. Mal abgesehen von unserer übrigen Situation wollte ich meinen Körper auch nicht überstrapazieren. Ich entschloss mich zu einer Sterilisation.

Ich ging also ins Krankenhaus zu diesem kleinen Eingriff und sollte nach drei Tagen wieder zuhause sein. Dabei wurde festgestellt, dass ich schon wieder vor einem beginnenden Darmverschluss stand. Ich hatte davon nichts gemerkt und war gerade zum richtigen Zeitpunkt ins Krankenhaus gegangen, sonst wäre es wieder dramatisch geworden. Ich hatte wieder einen Schutzengel. Die Operation verlief gut, aber aus den drei Tagen wurden drei Wochen. Ich erholte mich auch davon relativ schnell, musste mich aber noch sehr lange Zeit schonen. Ich hatte immer ganz liebe Menschen um mich herum und auch Dieter war sehr liebevoll und hilfsbereit.

Zwischenwort

Für den ersten Teil meines Buches habe ich ein knappes Jahr gebraucht. Seitdem sind zwei Jahre vergangen. Ich glaube, jetzt ist es an der Zeit weiterzumachen und den Rest auch noch mal ganz bewusst zu durchleben.

Unser Leben
(2. Teil)

Unser Geschäft lief immer noch sehr gut. Ich hatte keine Probleme damit Haushalt, Kinder, Putzstelle, Geschäft und Freizeitgestaltung unter einen Hut zu bringen. Ich hatte immer noch ungebremste Energien. Was es mir sehr schwer machte, waren andere Dinge. Ich will versuchen, es in einer verständlichen Weise rüberzubringen. Ich merke das es mir jetzt viel schwerer fällt als im ersten Teil. Die Arbeit wurde mehr, als mein Mann alleine bewältigen konnte. Wir stellten jemanden zur Aushilfe ein und kauften ein paar kleinere Maschinen.

Auch mein Bruder Armin – das Sorgenkind meiner Eltern – half manchmal aus und verdiente sich ein paar Mark. Ich stand in ständigem Kontakt mit unserem Steuerberater. Er gab mir wertvolle Tipps, die ich versuchte meinem Mann zu vermitteln. Denn mein ganzer Einsatz nützte nichts, wenn er nicht mitspielte. Er war sehr erfolgreich und unsere finanzielle Lage besserte sich sehr. Wir konnten den Abtrag für unser Haus ohne Probleme bezahlen, konnten notwendige Renovierungsarbeiten am und im Haus vornehmen und konnten uns endlich mal einen kleinen Urlaub mit unseren Kindern leisten. Ab und zu besuchte ich meine Schwiegermutter im Pflegeheim. Nur ganz selten konnte ich meinen Mann dazu bewegen mitzugehen. Er sagte, der Anblick dieser hilflosen Frau, die ihr Leben lang so gelitten hat übersteigt seine Kräfte.
Dass es ihm vielleicht gut getan hätte mit ihr zu reden, sie zu berühren, auch wenn wir nicht wussten ob sie ihre Umwelt noch wahrnahm, auf diesen Gedanken kam er nicht. Wiedermal ging es nur um ihn.
Nachdem sie etwa acht Jahre in diesem Pflegeheim im Wachkoma lag, kam die Nachricht, dass es bald zu Ende gehen würde. Es war eine schlimme Zeit für meinen Mann. Aber auch jetzt konnte er nicht mit seinem Vater darüber reden und sich damit auseinandersetzen. Sein Vater trank jetzt nicht mehr so viel und wurde etwas ruhiger. Ab und zu luden wir ihn sonntags bei uns zum Mittagessen ein. Er benahm sich dann auch immer sehr manierlich. Und man merkte ihm an, dass er stolz auf seine hübsche Schwiegertochter, seine gesunden Enkel und vor allem auf seinen Sohn war. Wenn er das auch niemals ausgesprochen hätte. Aber mein Mann spürte es und war oft den Tränen nahe. In den seltenen Momenten in denen mein Mann sich öffnete sagte er mir, wie glücklich es ihn macht seinen Vater so zu erleben. Ihm zeigen zu können was er erreicht hat und zu spüren, dass sein Vater sich bei uns wohl fühlte.

Etwa zu dieser Zeit kam meine Freundin Monika aus Amerika zurück. Ihre Ehe dort war gescheitert.
Sie war geschieden und hatte eine kleine Tochter im gleichen Alter wie Alexander. Zu der Zeit also fünf Jahre alt. Sie wohnte im

gleichen Ort wie wir und es tat mir gut, dass sie wieder da war. Ich habe zwar nicht mehr gelebt wie ein Einsiedler, denn ich habe mir im Laufe der Zeit einen eigenen Freundeskreis aufgebaut, aber wirkliche Freunde hatte ich damals noch nicht. Das lag allerdings an mir. Ich wollte und konnte mich vor anderen Menschen nicht öffnen. Es war mir unangenehm von mir und meinen Problemen zu reden. Und ich wollte auch nur oberflächliche, zu nichts verpflichtende Bekanntschaften. Wir hatten auch einen gemeinsamen kleinen Bekanntenkreis und wir hatten trotz allem eine schöne Zeit. Ich wurde etwas gelöster nicht mehr so verbittert. Ich habe es fertiggebracht, meine Sorgen immer mal eine Zeitlang zu vergessen und spürte in dieser Zeit sehr viel Lebensfreude.
Wir haben jahrelang gekegelt, viel Spaß dabei gehabt und sehr viel gelacht. Wir haben Tanzkurse besucht und Faschingsumzüge organisiert.
Der einzige, der auf dem Wagen zuletzt noch nüchtern war, war mein Mann. Und das war für mich immer ein sehr beruhigendes Gefühl zu wissen, wenigstens darauf kann ich mich verlassen. Wir haben viele Feste zusammen gefeiert. Mein Mann hat ein ganz neues Leben kennengelernt. Selbstorganisierte Sommerfeste, Familiengrillnachmittage, Maiwanderungen mit Hund, Kind und Kegel und viel Lachen sowie Wochenendtrips mit Freunden. Es war für mich die schönste Zeit meiner Ehe. Trotzdem habe ich mich meinem Mann selten wirklich nah gefühlt, es stand zu viel zwischen uns. Er hat mir viel später mal gesagt, dass alles was er mit mir, meiner Familie, unseren Kindern und Freunden erlebt hat, sehr schön für ihn war. Er hat das alles sehr gerne gemacht. Hat mich und die Kinder wirklich geliebt. Aber er hat sich nie wirklich identifizieren können mit dem Leben, das wir gelebt haben. Er wäre sich immer ein bisschen wie ein Außenseiter vorgekommen, der die von ihm erwartete Rolle spielt.

Er sagte mir einmal, er hätte niemals Heiraten dürfen, weil er die Ansprüche an ihn als Ehemann und Vater nie erfüllen konnte. Über all dem hing ein Damoklesschwert: die Spielsucht meines Mannes und die vielen anderen Frauen, die in seinem Leben eine Rolle spielten. Er sagte mir vor kurzem einmal, die anderen Frauen hatten für ihn die gleiche Bedeutung wie die Spielautomaten, aber darauf komme ich später noch. Ich werde sie in meinem Buch auch nicht alle erwähnen, weil ich mich an vieles gar nicht mehr so genau erinnere und es auch nicht mehr in die chronologisch richtige Reihenfolge bekomme. Als ich mein Buch anfing, habe ich mal versucht zu zählen. Es sind bis zum heutigen Zeitpunkt grob geschätzt 30 Frauen gewesen. Ich sage bewusst bis zum heutigen Tag, denn so viel schon mal vorab: mit der Trennung vor jetzt genau sieben Jahren hat meine Beziehung zu meinem Mann nicht aufgehört.

Mit der Freiheit die Dieter als sein eigener Chef jetzt hatte, konnte er natürlich nicht umgehen. So ging er z.B. morgens um sieben aus dem Haus, wurde dann aber gegen 8:30 Uhr noch in irgendwelchen Stehcafe´s gesehen. Oft waren seine Arbeiter auch mit dabei und ich denke mal, dass er dann den großzügigen Chef gespielt hat und die Runden Kaffee alle bezahlt hat. Viele Jahre lang bin ich immer wieder von allen möglichen Leuten auf die sehr ausgedehnten Pausen meines Mannes angesprochen worden: „Sag mal, kann dein Mann es sich leisten solange im Café rumzusitzen?" So und so ähnlich. Tausendmal. Oft habe ich sein Auto stehen sehen, an Plätzen, wo er gar nichts zu tun hatte. Darauf angesprochen reagierte er natürlich sofort wieder gereizt: „Stell dich doch nicht so an wegen der halben Stunde, das hol ich doch locker wieder auf. Und das bisschen, was so ein Kaffee kostet, macht uns auch nicht ärmer." Was dann auch noch immer dazu kam, waren die Anrufe der Kunden: „Wo bleibt denn ihr Mann, er wollte doch bis 7:30 Uhr da sein. Jetzt ist es neun." Antwort meines Mannes: „Die sollen sich wegen der einen Stunde nicht so anstellen, ich war doch dann da."
Da wir alle Baustellen gemeinsam besprachen, war ich über alles auf dem Laufenden. Dachte ich.
Es kam vor, dass von da wo er sein sollte, nachmittags ein Anruf kam, dass es heute nicht geklappt hätte mit meinem Mann. Ob er denn morgen komme?
Da er aber viel von seinem Fach verstand, qualitativ hochwertige Arbeit leistete und sehr kreativ war, wurde er für neue Aufträge von diesen Kunden immer wieder gerufen und auch weiterempfohlen. Manchmal konnte er mir nachvollziehbare Gründe nennen

für sein Nichterscheinen auf der Baustelle. Wenn ich ihn dann bat, das nächste Mal doch bitte die Leute anzurufen, nahm er das auf die leichte Schulter. Auch, dass ich am Telefon immer alles abbekam und manchmal irgendwas erfinden musste um nicht ganz dumm dazustehen, interessierte ihn wenig. Manchmal wusste ich aber auch nicht wo er war, bekam auf meine Fragen nur ausweichende Antworten. Je nach Stimmung habe ich dann weiter gebohrt, gejammert, geschimpft oder es einfach auf sich beruhen lassen.

Manchmal spürte ich: Doris es ist besser, wenn du nicht weißt wo er war. Ich konnte noch immer gut verdrängen. Irgendwie wusste ich, wenn ich das alles einmal wirklich ernsthaft hinterfrage, konnte ich nicht mehr bei ihm bleiben, ohne meine Selbstachtung komplett zu verlieren. Aber trennen wollten wir uns ja nicht. Wir hatten ja auch immer wieder schöne Zeiten zwischendurch, harmonische ruhige Tage, an denen wir uns, unsere Liebe und Zärtlichkeit sehr genossen und viel mit unseren Kindern unternahmen. Das gab mir immer wieder Kraft. Man könnte sagen, in diesen Zeiten holte ich mir den Schwung um die nächste Hürde mit ihm zu nehmen. Meine Putzstelle hatte ich inzwischen aufgegeben. Das Geschäft warf genug ab. Und als die Kinder größer wurden und Schule angesagt war, wurde es mir dann doch zu viel.

Ostern 1988 waren wir bei meinen Eltern zum Mittagessen und anschließendem Ostereiersuchen eingeladen. Ostersonntag um 7:00 Uhr klingelte das Telefon.
Mein Vater war dran und sagte zu mir: „Ostern fällt aus Doris. Wir bekamen gerade einen Anruf, dass dein Bruder Armin sich vor einer halben Stunde hier am Bahnhof vor einen Zug gestürzt hat. Deine Mutter hat einen Nervenzusammenbruch. Der Arzt ist gerade bei ihr."
Armin war 21 Jahre alt. Er war von Kind an anders als „normale" Kinder. Ich weiß nicht genau wie ich ihn beschreiben soll. Er war intelligent, konnte aber nur sehr schwer mal aus sich herausgehen, konnte sich nicht entfalten. Er war sehr schüchtern und introvertiert. Er war ein Einzelgänger. Hat niemanden an sich herangelassen. Armin hielt sich oft stundenlang allein in seinem Zimmer auf und kam nur zum Essen heraus. Er hatte nur wenige

Freunde und soweit ich weiß, nie eine Freundin. Er war ein sehr schutzbedürftiges Kind. Man hatte ständig den Wunsch, ihn in den Arm zu nehmen und alle Schwierigkeiten aus dem Weg zu räumen. Und das hat meine Mutter gemacht. Sie hat ihn vor allem beschützt.
Mein Vater war viel zu unsensibel und egoistisch, um mit ihm umgehen zu können. Er hat ihn nie verstanden. Sein Lehrer fühlte sich mit ihm überfordert und er kam in die Sonderschule. Danach ging es mit ihm bergab.
Er bekam noch mehr Komplexe und hat total dichtgemacht. Eine Zeit lang war er in einer Einrichtung für psychisch labile Jugendliche. Ich glaube, dort hat er sich ein bisschen verstanden gefühlt. Er konnte seine Kreativität entfalten und schaffte sogar eine handwerkliche Ausbildung. Danach kam er zur Bundeswehr. Ich glaube, diese Zeit hat ihm sehr gut getan. Er wurde etwas lockerer und erzählte sogar ab und zu von seinen Erlebnissen. Aber seine Seele konnte nie heilen. Wir alle spürten seine Qualen, aber wir konnten ihm nicht helfen. Keiner weiß, was wirklich in ihm vorging. Wie verzweifelt muss er gewesen sein, um diesen Schritt zu tun. Meine Mutter hat es nie überwunden. Sie hat es in ihrem Herzen verschlossen und wollte nie darüber reden.

Und bis kurz vor ihrem eigenen Tod kamen ihr jedes Mal die Tränen, wenn die Sprache doch mal auf Armin kam.
Aber mal richtig geweint und ihren Schmerz herausgelassen hat sie nie in unserer Gegenwart. Und so hat jeder für sich alleine getrauert.

Mit meiner Ehe ging es immer mehr bergab. Mein Mann wurde immer zügelloser, in jeder Beziehung. Er kaufte sich, ohne es mit mir abgesprochen zu haben, einen neuen Bagger, einen teuren knallroten Jeep und mehrere kleine Baugeräte. Er kümmerte sich dabei nicht um günstige Finanzierung und rechnete auch nicht durch, ob wir uns das alles leisten konnten. Mir blieb nichts anderes übrig, als unser Auto zu verkaufen und ein kleines billiges anzuschaffen. Es gab viele erbitterte Streitgespräche deswegen. Die Stimmung wurde schlechter. Das wiederum führte dazu, dass Dieter wieder sehr oft alleine unterwegs war. Es ging das Gerücht um, dass er sehr oft mit einer sehr jungen Frau irgendwo gesehen wurde. Eines Abends, als mein Mann wieder mal nicht zu Hause war, machte ich einen Spaziergang zu meiner Freundin Monika. Auf dem Weg dahin kam man an der Wohnung der besagten jungen Frau vorbei. Und am Straßenrand stand Dieters Auto. Es hat sehr weh getan, aber irgendwie war ich zu keiner Reaktion fähig. Ich versuchte am nächsten Tag mit Dieter zu reden, aber es war wie immer.

Er lullte mich ein mit seinen Lügen, tat alles als harmlos ab. Außerdem, bei der Stimmung zu Hause, braucht er auch mal jemanden zum Abschalten und zum Reden. Mehr hätten sie nicht gemacht. Ich brauchte meine Kraft für andere Dinge und habe es auf sich beruhen lassen.

Meine Kinder waren jetzt fünfzehn, neun und sieben Jahre alt und sie fingen an unter der Atmosphäre zuhause zu leiden. Ich habe als Hausfrau und Mutter funktioniert, aber ich hatte nicht mehr die Energie wirklich auf sie und ihre Bedürfnisse einzugehen. Dieter spielte Vater, wenn er Lust und Zeit dazu hatte, aber immer ohne Verantwortung zu übernehmen.

Das lag ganz allein auf meinen Schultern. Ich glaube damals fingen sie an, mich als die böse Mama zu sehen und Papa war der gute. Er spielte den lockeren, lustigen und ich war die strenge, die Grenzen setzte. Natürlich lieben wir unsere Kinder sehr und sind auch liebevoll mit ihnen umgegangen, aber wir waren zu sehr in unsere eigenen Probleme verstrickt, um unsere Kinder wirklich wahrzunehmen.

Dieter verbrauchte wieder unverhältnismäßig viel Geld für sich privat. Das war ein ständiger Streitpunkt. Ich war jetzt ganz sicher, dass er einen großen Teil des Geldes verspielte, obwohl ich mich noch nicht wirklich mit dem Thema Spielsucht auseinandergesetzt hatte. Es wurde immer schwerer, die ganzen Rechnungen und Raten zu bezahlen. Wir hatten zeitweise vier Arbeiter angestellt. Es wäre auch ein oder zwei weniger gegangen, aber Dieter wollte das nicht einsehen. Er sagte: „Geh mal für einen Tag mit auf die Baustelle, dann weißt du was da abgeht." Aber es war einfach zu teuer auf Dauer. Ich habe wieder viel Nerven gebraucht um Dieter begreiflich zu machen, dass die Leute nicht nur das kosten, was wir ihnen an Lohn zahlen. Für ihn war das alles irgendwie ein Spiel, aber irgendwann konnte ich mich durchsetzen und wir haben verkleinert.

Anfang 1990 fragte mich eine Bekannte, ob ich nicht Lust hätte, mit ihr nach Monaco zu Formel Eins zu fahren. Sie hatte eine Reise für zwei Personen gewonnen, aber ihr Mann konnte nicht mitfahren. Das war eine verlockende Aussicht, aber vollkommen unmöglich.

Ich meinen Mann alleine lassen? Niemals! Nicht weil ich ihm misstraute, er machte sowieso was er wollte, ob ich da war oder nicht, aber ich wusste, dass er nicht damit fertig werden würde, wenn ich ihn für einige Tage alleine lassen würde. Er wäre einsam, traurig und verstört, wie ein kleines Kind. Denn bei allem was auch immer zwischen uns passierte, die emotionale Bindung war riesengroß. Ich wusste, dass Dieter damit nur sehr schwer fertig werden würde. Das konnte ich ihm nicht antun.

Etwa zwei oder drei Wochen später fand ich ein Heftchen mit Auszügen einer Bank, bei der wir nicht Kunde waren. Es dauerte lange bis ich begriff, was dies wieder bedeutet. Mein Mann hatte sich heimlich ein Konto angelegt, um über Geld zu verfügen, von dem ich nichts wusste. Das heißt, der angebliche Rabatt, den er den Kunden erlassen hatte, wanderte auf dieses Konto. Das war umso unglaublicher, da Dieter immer alles was mit Zahlen und Papieren zu tun hatte, mir überließ. Nach eigener Aussage war er zu dumm um Bankbelege zu lesen. Und jetzt richtet er sich ganz alleine ein eigenes Konto ein. Ich zitterte am ganzen Körper, jetzt wurde es bedrohlich. Ich konnte und wollte nicht mehr! Und ich blöde Kuh habe es nicht übers Herz gebracht, ihn für fünf Tage allein zu lassen, meinen armen Mann. Ich rief sofort meine Bekannte an. Sie hatte noch keine Reisebegleitung gefunden. Ich sagte ihr, ich fahre mit. Sie freute sich sehr, und ich war total aufgeregt. Mein erster Alleingang, weg von dem ganzen Mist hier. Und dann gleich nach Monaco! Als Dieter abends nach Hause kam gab es einen Riesenkrach. Ich war stinksauer und hatte die Schnauze voll. Bei der Gelegenheit erzählte ich ihm auch gleich von meinen Reiseplänen. Er reagierte genauso, wie ich es erwartet hatte. Er fluchte, drohte, bettelte und beschimpfte mich. Und Susi, die mich dazu überredet hatte, wäre an allem schuld. Als er

merkte, dass er mich nicht davon abhalten konnte, sagte er außer sich vor Wut: „Wenn du fährst, brauchst du nicht wieder nach Hause zu kommen." „Gut" sagte ich, „dann pack ich gleich ein paar Sachen mehr ein."
Es mussten noch ein paar Sachen für die Kinder organisiert werden, dann ging es Anfang Mai los. Wir fuhren mit einem Reisebus. Es war eine lustige, gut gelaunte Truppe an Bord und wir hatten während der ganzen 18-stündigen Fahrt eine Bombenstimmung.
Es war eine vollkommen neue Erfahrung für mich. Ich fühlte mich wunderbar. Im Hotel hatten Susi und ich ein Doppelzimmer. Nach der Ankunft lagen wir müde und zufrieden auf unseren Betten und machten Pläne für den nächsten Morgen. Plötzlich klingelte das Zimmertelefon. Die beiden Busfahrer wollten uns zum Essen und anschließendem Stadtbummel einladen. Wir waren sehr erstaunt und naiv wie wir waren, wussten wir nicht, dass wir als alleinreisende Frauen für zwei Busfahrer im besten Alter natürlich interessant waren. Aber warum eigentlich nicht. Susi wollte nicht so recht. Aber ich sagte: „Komm, wir machen uns einen schönen Abend. Das haben wir uns verdient."

Also machten wir uns fertig und zogen los. Alles was dann geschah, war wunderschön, selbstverständlich und passierte ohne Nachdenken und ohne Skrupel oder schlechtem Gewissen meinerseits. Wir vier gingen gemütlich Essen, machten einen Stadtbummel und gingen anschließend in den inzwischen leeren Aufenthaltsraum des Hotels und hörten Musik. Danach verschwand ich mit „meinem" Busfahrer in unser Zimmer. Er war ein wunderbarer Liebhaber. Ich habe es nicht bereut. Er war wie ein Jungbrunnen für mich. Am nächsten Abend machten wir einen Strandspaziergang und hüpften übermütig am Strand herum. Dabei knickte ich um und verstauchte mir meinen Knöchel. Es wurde aber trotzdem noch eine schöne Zeit in diesem herrlichen Land. Das Formel-Eins-Rennen bekamen wir nur aus der Ferne mit, weil uns die Eintrittskarten zu teuer waren. Aber trotzdem war es ein unvergessliches Erlebnis.
Wieder in der Heimat, holte uns Dieter vom Treffpunkt ab. Er machte ein sehr böses Gesicht. Ich weiß dass er eifersüchtig war auf meine fünf Tage in Freiheit. Er war unsicher und wusste nicht,

wie er damit umgehen sollte. Von meinem Liebesabenteuer wusste er natürlich nichts.

Seine Sicherheit und sein Vertrauen in mich, bekamen einen ersten kleinen Knacks. Ich dachte mir, dass kann nicht schaden, vielleicht rüttelt ihn das ein bisschen wach.

Wieder zu Hause, lebte ich noch eine Weile in meinen Erinnerungen. Aber die Probleme waren alle noch da und wurden immer größer. Mein Vater war schon seit Monaten sehr krank. Er wurde immer mehr zum Pflegefall. Meine Geschwister waren inzwischen alle aus dem Haus und meine Mutter war ganztags berufstätig. Zum ersten Mal in ihrem Leben blühte sie etwas auf. Sie hatte eine Beschäftigung gefunden, die ihr sehr großen Spaß und Anerkennung brachte. Ich unterstützte sie in der Pflege bei meinem Vater. Ich habe das sehr gerne gemacht. Es fiel mir auf, dass meine Mutter im Umgang mit meinem Vater oft leicht aggressiv und gehässig wirkte. Das war sonst überhaupt nicht ihre Art. Ich sprach sie mal darauf an, ich sagte: „Ich weiß ja das es sehr anstrengend für dich ist, aber er kann doch nichts dafür." Und dann sagte sie zu mir: „Das weiß ich, das ist es ja auch nicht, aber jetzt ist der hilflos und jetzt kann ich ihm mal heimzahlen, was er mir mein Leben lang angetan hat."

Das war nicht meine liebe, gutmütige und sich immer für andere aufopfernde Mutter. So kannte ich sie nicht, aber es wurde wohl mal höchste Zeit, dass sie auch mal alles aus sich heraus ließ.

Sie erzählte mir Dinge, die ich von meinem Vater so nie für möglich gehalten hätte. Und ein bisschen konnte ich sie verstehen. Aber ich muss gestehen, dass es für mich sehr heilsam war, zu erfahren, dass mein Vater nicht der unfehlbar Heilige war, für den ich ihn immer gehalten hatte. Mir wurde klar, dass ich mein Leben und das meiner Familie so leben wollte, dass es den hohen moralischen Ansprüchen meines perfekten Vaters genügte. Mein Vater starb kurz nach seinem 79. Geburtstag, Ende Dezember 1990. Meine Mutter, mein Bruder und ich waren bei ihm im Krankenhaus als es zu Ende ging. Ich konnte ihm die Hand halten und ihn hinüber begleiten in den Tod. Dafür war ich sehr dankbar. Es wurde eine sehr große Beerdigung.

Dann ging das Leben weiter.

Mit ein paar Freunden traf ich mich regelmäßig für Sauna, Kino oder Kneipenabende. Wir hatten viel Spaß, waren ausgelassen und albern wie Kinder.

Bei Monika konnte ich mich ab und zu mal auskotzen. Sie war die einzige bei der ich mich nicht verstellte und meiner Familie spielte ich nach wie vor heile Welt vor. Keiner sollte wissen, wie es bei uns aussah. Die Schulden wurden trotz guter Aufträge immer größer. Wir hatten Schwierigkeiten den Abtrag für unser Haus zu bezahlen. Mein Mann wurde immer mal wieder mit jungen Frauen gesehen, die wie Kletten an ihm hingen. Unser Umgangston wurde kalt und lieblos. Zärtlichkeit zur Pflichtübung. Die Kinder, die unsere Liebe und Aufmerksamkeit gebraucht hätten, liefen oft nebenher. Es half nichts, ich musste mich damit auseinandersetzen. Ich redete mit meinem Mann, ein verzweifelter Versuch zu retten, was nicht mehr zu retten war.
In einer größeren Stadt in unserer Nähe gab es eine Einrichtung, die sich „Brücke" nannte und von staatlichen Zuschüssen und Spenden existierte. Dort gab es Selbsthilfegruppen für alle Lebensbereiche, Therapeuten, Psychologen, Einzel– und Gruppengespräche. Außerdem Treffen für Anonyme Alkoholiker und Spieler. Dort wollte ich mit meinem Mann hingehen. Ich sagte ihm, so kann es nicht mehr weitergehen. Es ist die letzte Möglichkeit für uns, noch irgendetwas zu retten. Alles was wir uns aufgebaut hatten ging kaputt. Und auch unsere Kinder brauchen mehr Stabilität, Sicherheit und Wärme. Ich glaube nicht, dass er aus freien Stücken mitging. Er fühlte sich von mir unter Druck gesetzt, aber wir gingen es an. Dieter ging zu den Spieler-Meetings und ich in die Angehörigen-Gruppe. Zusätzlich besuchte ich regelmäßig einen Gesprächskreis für Menschen mit starken seelischen Belastungen.
Zwischendurch hatten Dieter und ich Einzelgespräche mit einem Psychologen. Es tat mir gut, endlich konnte ich mal wieder meinen ganzen Ballast loswerden und ich merkte, dass ich nicht alleine war. Dieter machte meine anfänglichen Hoffnungen schnell zunichte. Er fühlte sich nicht lange wohl dort, sagte, das bringt doch alles nichts, nur er allein könne sich helfen. Dafür braucht er

keine anderen Menschen. Also klinkte er sich nach kurzer Zeit wieder aus.

Ich ging noch mindestens ein Jahr alleine hin und holte mir immer wieder Kraft für die Dinge, mit denen ich inzwischen hoffnungslos überfordert war. Kerstin war jetzt 17. Sie hatte ihre Ausbildung abgebrochen und hatte Umgang, der ihr nicht guttat und mir Sorgen machte. Caro, 11 Jahre alt, entwickelte sich zu einer kleinen Wilden. Sie war ein sehr liebes Mädchen, aber man merkte schon die Rebellin in ihr. Alexander, 9 Jahre, machte mir noch am wenigsten Sorgen. Er war ein sehr lieber, unkomplizierter Junge, der sehr an seinem Vater hing. Aber alle meine Kinder brauchten von Anfang an und die ganze Schulzeit hindurch Hilfe und Kontrolle bei den Hausaufgaben. In dieser Beziehung waren sie unselbstständig und faul. Das war eine zusätzliche Belastung und Sorge für mich. Meine ganzen Bemühungen, unser Leben zusammenzuhalten, wurden immer anstrengender und immer sinnloser. Frauen, Spielautomaten, Schulden und zwischendurch die verzweifelten Versuche, unsere Liebe nicht sterben zu lassen. Wir hatten immer noch Zeiten, in denen wir Liebe und Zweisamkeit spürten und lebten. In denen wir unsere Zärtlichkeit und unsere Körper genossen. Sex, wild und zügellos, oder ruhig, zärtlich und sehr intensiv. Ich brauchte meinen Mann so sehr. Und auch er versicherte mir immer wieder, wie sehr er mich brauchte und liebe. Und noch wäre es mir nie in den Sinn gekommen, ernsthaft an Trennung zu denken. Undenkbar. Allerdings fing ich an, mich etwas weiter abzunabeln.

Unser Frauen-Club plante eine viertägige Fahrt mit einer Reisebusgesellschaft. Inzwischen hatte ich kein schlechtes Gewissen mehr, meinen Mann alleine zu lassen. Ich lebte so brav und sparsam das ganze Jahr über, das hatte ich mir einfach verdient. Es ging mir auch nicht darum, mir wieder einen Mann zu angeln, darauf hatte ich keine Lust mehr. Einfach nur mal eine Auszeit nehmen und Spaß haben. Es wurde eine herrliche, alberne und ungezwungene Zeit und wir nahmen uns vor, das machen wir nächstes Jahr wieder. Wir waren sechs Frauen, alle verheiratet.

Da alle anderen Männer mit den Reiseplänen ihrer Frauen locker und selbstverständlich umgingen, wurde auch mein Mann etwas toleranter.

Ich beschloss, mir wieder Arbeit zu suchen. Und gerade zu diesem Zeitpunkt wurde im Nachbarort eine Zahnarzthelferin für halbe Tage gesucht. Das wäre doch was. Aber ich war inzwischen fast siebzehn Jahre aus dem Beruf und traute mir diesen Einstieg nicht mehr zu. Eine Bekannte machte mir Mut. Und so schrieb ich doch eine Bewerbung und bekam die Stelle. Im Oktober 1992 fing ich wieder an als Zahnarzthelferin zu arbeiten. Dieter war nicht einverstanden. Er nannte alle möglichen Gründe, aber am Ende stellte sich heraus, dass er nur Angst hatte vor meiner Selbstständigkeit. Davor, neue Menschen kennenzulernen, neue Verabredung zu treffen, mich weiter von ihm zu entfremden. Ich hatte keine Probleme mich einzuarbeiten. Die Arbeit machte Spaß und mit den Kolleginnen verstand ich mich sehr gut. Das stärkte mein Selbstbewusstsein sehr. Dieter merkte, wie gut mir diese Arbeit tat und auch, dass es ihm nichts wegnahm. Eines Tages kam ein Fleurop-Bote in die Praxis und brachte mir einen wunderschönen Blumenstrauß mit einer Karte von Dieter, auf der stand, dass er mich sehr liebt. Für diese verrückten Dinge liebte ich ihn.

Unsere finanzielle Situation verschlechterte sich immer mehr. Wir konnten jetzt den Abtrag für unser Haus gar nicht mehr bezahlen. Und auch viele Materialrechnungen blieben liegen. Der neue Bagger wurde abgeholt und Dieter musste seinen Jeep verkaufen. Aber er hatte ja noch seinen Transit als Baufahrzeug. Ich versuchte immer wieder mit ihm darüber zu reden, dass wir bald unser Haus verlieren, wenn das so weitergehe. Aber sein einziger Kommentar war dann immer nur, was soll ich denn machen, ich kann doch auch nichts dafür. Als abzusehen war, dass wir unser Haus verlieren würden, begann ich mich mit dem Gedanken vertraut zu machen, bald wieder in einer Mietwohnung zu leben. Es tat mir in erster Linie leid für unsere Kinder.
Sie waren in diesem Haus aufgewachsen, hier war ihr Zuhause, hier hatten sie ihre Freunde. Sie hatten es sowieso schon nicht leicht mit solchen Eltern, was taten wir Ihnen nur an!

Dieter nahm das Ganze (zumindest äußerlich) ziemlich gelassen hin. Er weigerte sich auch die Initiative zu ergreifen. Aber ich wollte nicht warten bis die Bank uns vor die Tür setzte. Also machten wir uns auf Wohnungssuche. Da wir nicht unter Zeitdruck standen, konnten wir warten, bis wir etwas Passendes fanden. Im Nachbarort gab es schließlich eine Wohnung, die unseren Vorstellungen entsprach. 140 m², ebenerdig, sehr schön geschnitten, sehr hell mit vielen großen Fenstern, mit einer gemütlichen Terrasse und einem kleinen Garten. Nicht ganz billig, aber ich hatte keine Lust mit meinen Kindern in einer engen dunklen Wohnung zu hausen.

Ein bisschen Komfort wollte ich uns erhalten. Dieter sagte dann ja auch, dass er nun sieht wohin seine Misswirtschaft führte, er hätte die Spielsucht überwunden und würde in Zukunft in Geschäftlichen Dingen mehr auf mich hören. Auch unser Steuerberater hatte ihm ins Gewissen geredet. Dieter sagte es wäre schlimm, aber nun mal nicht mehr zu ändern. Wir sollten nach vorne blicken, wir würden es schon schaffen. Wir redeten mit den Kindern. Über die genauen Gründe haben wir Ihnen nichts erzählt. Ich machte den gleichen Fehler wie damals meine Eltern: alles Unangenehme von den Kindern fernhalten. Sie in ihrer eigenen Welt leben lassen und nicht an der Realität teilhaben.

Sie waren sehr traurig und mir hat es wieder mal das Herz zerrissen. Kerstin war inzwischen 18 Jahre, hatte einen Freund und eröffnete uns, sie geht nicht mit, sie möchte zu ihrem Freund ziehen. Ich war von dieser Idee nicht sehr begeistert, aber sie musste ihre eigenen Erfahrungen machen. Doch wir hatten noch ein ganz anderes Problem. Zu unserem Haushalt gehörte ein kleiner Mischlingshund, den wir vor vielen Jahren als sehr verhaltensgestört aus dem Tierheim holten. Er muss sehr schlechte Erfahrung mit Männern gemacht haben, denn er war allen Männern gegenüber sehr aggressiv und hat auch öfter mal gebissen. Außerdem vertrug er sich mit keinem anderen Tier. Aber seine Familie liebte er sehr. Er war sehr treu und brauchte viel Streicheleinheiten. Die Kinder hingen sehr an ihm und gingen sogar freiwillig mit ihm spazieren, vor allem Caro. Und dieser Hund mit Namen Wuschel, war inzwischen sehr alt und krank. Außerdem wurde er langsam blind und das machte ihn ängstlich und aggressiv. Er fiel jeden an, der nicht zur Familie gehörte und er bellte sehr viel. Heute denke ich, vielleicht hätte es eine Möglichkeit gegeben, aber damals schien es aus irgendwelchen Gründen unmöglich ihn mitzunehmen. Wir hatten in der neuen Wohnung vier Terrassentüren und keinen eingezäunten Garten. Es wäre also fast unmöglich gewesen, den Hund ständig unter Kontrolle zu halten. Da der Tierarzt damals sagte, der Hund quält sich sehr, er wird nicht mehr lange leben, beschlossen mein Mann und ich ihn einschläfern zu lassen. Unsere Kinder waren in einem Alter, wo man mit ihnen darüber hätte reden können, aber wir haben es nicht getan. Ich hatte ein so schlechtes Gewissen, weil wir unseren Kindern ihr zu Hause wegnahmen, dass ich es nicht übers Herz brachte ihnen zu sagen, wir müssen Wuschel einschläfern lassen. Denn wenn wir nicht hätten umziehen müssen, hätte der Hund in Ruhe bei uns sterben können.

Also gingen mein Mann und ich morgens, als die Kinder in der Schule waren zum Tierarzt und als sie nach Hause kamen sagten wir ihnen, Wuschel wäre von einem sehr lieben, älteren Ehepaar „adoptiert" worden, wo er seinen gewohnten Auslauf und seine Ruhe habe. Ich weiß nicht, welcher Teufel mich damals geritten hat, in einer so wichtigen Sache nicht ehrlich mit ihnen umzugehen. Ich wollte sie nur schützen. Es war ein großer Fehler, denn sie sind viele Jahre lang nicht darüber hinweggekommen.

Im August 1993 räumten wir unser Haus leer und zogen um. Unsere neue Wohnung wurde sehr schön und gemütlich. Es dauerte dann auch nicht mehr lange bis unser Haus versteigert wurde. Ein kleiner Teil unserer Schulden konnte damit gedeckt werden, aber längst nicht alles. Unser Geschäft lief weiter. Arbeit war nach wie vor genug da. Aber an dem Stil meines Mannes hatte sich nichts wesentliches verändert. Ob und wie viel er damals noch spielte, weiß ich heute nicht mehr.
Ich denke aber nicht, dass er es zu diesem Zeitpunkt schon ganz überwunden hatte.
Ich hatte am Anfang dieses Buches erwähnt, dass ich die ersten zwei Jahre unserer Ehe aus meinem Bewusstsein ausgeblendet habe, weil es einfach zu schmerzhaft war. Genauso geht es mir mit

den kommenden zweieinhalb Jahren. Ich werde versuchen, die Bruchstücke meiner Erinnerung zu einem verständlichen Ganzen zusammenzufügen.
Es gab nach wie vor auch hier immer Zeiten, die ich die Ruhepausen nennen möchte. Liebe, Nähe, Zärtlichkeit und die Versuche Ehe und Familie zu leben. Aber wir fanden nicht mehr viele Gemeinsamkeiten. Dieter war nach kurzer Zeit wieder sehr viel alleine unterwegs. Es gab einige Frauengeschichten die mir wieder sehr weh getan haben, aber ich war unfähig zu handeln. Caro veränderte sich in dieser Zeit sehr. Sie kam in die Pubertät, musste sich in einer neuen Schule zurechtfinden, hatte ihre alten Freunde und ihren geliebten Wuschel verloren. Ihre große Schwester war nicht mehr da. Und sie hatte Eltern, die ihre Qualen und Probleme nicht wahrnahmen und nicht damit umgehen konnten. Dieter nicht, weil er gar nicht wusste um was es geht und mit Seelenqualen nichts anfangen konnte und ich nicht, weil ich mit meiner eigenen Qual zu sehr beschäftigt war und für nichts anderes mehr Nerven und Energie hatte. Ich weiß, dass das keine Entschuldigung ist, aber so ist es gewesen. Natürlich gab es immer Gesprächsversuche, aber sie sind jedes Mal schon in den Ansätzen steckengeblieben.

Unsere Kinder wünschten sich Katzen. Diesen Wunsch konnten wir ihnen erfüllen. Jeder bekam ein Katzenbaby, das sie mit viel Liebe umsorgten. Aber wieder hatte Caro kein Glück. Ihre Katze starb nach kurzer Zeit. Sie bekam eine neue. Diese Katze blieb in einem schräg gestellten Fenster hängen und überlebte das nicht. Sie hat sehr geweint und wir schenkten ihr ein drittes Kätzchen. Kurz danach fuhren wir ein paar Tage in den Urlaub und brachten die Kätzchen für diese Zeit in eine Katzenpension.
Als wir sie wieder abholen wollten ist Caros Kätzchen von ihren Arm gesprungen und auf Nimmerwiedersehen verschwunden. Wir haben noch sehr lange vergeblich nach ihr gesucht. Danach sagte Caro, es soll wohl nicht sein und wollte keine Katze mehr. Kerstin kam nach kurzer Zeit auch wieder zu uns. Es hatte nicht geklappt mit ihrem Freund. Aber kurz darauf hatte sie einen neuen und war dann auch bald wieder mehr bei ihm als bei uns. Im Sommer 1994 kam ein Anruf von Kerstin, wann wir mal Zeit hätten für ein

Gespräch mit ihr und ihrem Freund. Ich sagte zu meinem Mann, wenn sie so offiziell einen Gesprächstermin beantragen, ist es ernst. Entweder brauchen sie Geld oder Kerstin ist schwanger. Und als sie dann mit einer langstieligen roten Rose und aufgeregten Gesichtern vor der Tür standen, wusste ich, ich werde Oma.
Sie heirateten noch im gleichen Jahr. Das ging mir alles viel zu schnell. Sie waren noch so jung und unerfahren aber ich wünschte mir sehr, dass sie es schaffen würden. Ich freute mich auf meinen ersten Enkel. Mit 39 Jahren wurde ich Oma.

Im Frühjahr 1995 feierten wir Caros Konfirmation. Zu dieser Zeit herrschte eine sehr große Spannung in der Familie. Caro wurde immer schwieriger und Dieter hatte eine Freundin. Ich wusste nichts Genaues und das was ich spürte, habe ich wie immer ignoriert. Die Feier ging bis spät in die Nacht. Zu Hause angekommen, half Dieter noch das Auto ausladen. Dann sagte er, ich fahr noch mal weg. Ich konnte es nicht glauben. Er brachte es tatsächlich fertig, Caro an diesem Tag einfach so stehen zu lassen. Es tat mir sehr leid für sie, dass ihr Vater sich nicht mal an so einem wichtigen Tag zusammenreißen konnte. Ich versuchte sie ein bisschen zu trösten. Aber ich war selber viel zu traurig und enttäuscht. Ich versuchte meine Gefühle zu ignorieren, weiter zu funktionieren, aber meine Nerven spielten nicht mehr mit. Ich schleppte mich nur noch durch die Tage. Ich war unkonzentriert und machte Fehler bei der Arbeit.

Vor ein paar Monaten hatte ich meine Arbeitsstelle gewechselt. Ich hatte jetzt eine Ganztagsstelle in einer Praxis, in der hohe Ansprüche gestellt wurden. So konnte es nicht weitergehen. Ich musste was tun. Zuerst ging ich zu meinem Chef und bat um drei Wochen Sonderurlaub. Das brachte zwar den ganzen Praxisablauf durcheinander, aber er merkte schon länger, das mit mir was nicht stimmt und bewilligte den Urlaub. Ich dachte jetzt zum ersten Mal ernsthaft an Trennung. Ein paar Tage ließ ich mir Zeit, um mich zu prüfen und spielte immer wieder in Gedanken das Für und Wider durch. Und als ich mir sicher war, sprach ich mit Dieter darüber. Ich weiß heute nicht mehr was ich dabei fühlte und auch nicht mehr, wie Dieter reagierte. Begeistert war er bestimmt nicht, aber ich war mir sicher. Und so beschlossen wir, mit den Kindern zu reden. Caro reagierte äußerlich relativ gelassen. Ich weiß nicht, ob sie über diese Mitteilung sehr überrascht war und was wirklich in ihr vorging. Bei Alexander war es anders. Er geriet völlig aus der Fassung. Er weinte herzzerreißend, stundenlang. Er sagte immer wieder, er will das nicht. Er will nicht, dass wir uns trennen. Wir sollen zusammenbleiben. Er hing mit großer Liebe an seinem Vater und wollte ihn nicht verlieren. Er sagte völlig verzweifelt, wenn wir auseinander gehen will er bei Papa bleiben. Wie redeten sehr lange mit ihm und Dieter tröstete und streichelte ihn stundenlang. Auch am nächsten Tag blieb er bei seinem Standpunkt. Wir durften uns nicht trennen und wenn wir es doch tun bleibt er bei Papa. Das war für mich völlig undenkbar. Alexander war gerade mal zwölf Jahre alt. Ich konnte ihn nicht seinem charakterschwachen Vater überlassen. Und auf den Gedanken, gegen seinen Willen etwas durchzukämpfen, kam ich erst gar nicht. Das hätte ich wohl auch nicht fertiggebracht.

Ich hatte sehr harte Kämpfe mit ihm ausgefochten, aber angesichts dieses verzweifelten Jungen, machte ich dann meine Entscheidung rückgängig. Ich ließ Dieter wissen, dass diese Entscheidung nichts mit ihm zu tun hat. Trotzdem war er erleichtert und sagte, wir versuchen es einfach nochmal, vielleicht haben wir noch eine Chance. Über seine Gefühle damals kann ich heute nicht mehr viel sagen.

Ich habe in dieser Zeit wieder viel verdrängt, was nur sehr schwer abrufbar ist. Als mein Urlaub zu Ende ging, war ich so weit, dass ich wieder arbeiten gehen konnte. Kurz danach fuhren wir Frauen wieder für ein langes Wochenende weg. Nach dieser kleinen Auszeit hatte ich wieder etwas Energie und das Leben ging weiter.

Im Oktober 1995 feierte ich meinen 40. Geburtstag. Ich hatte mal wieder Lust auf Party und ein bisschen Abwechslung. Also lud ich ca. 35 Leute ein, Platz genug hatten wir ja in unserem großen Wohnzimmer. Ich ging seit drei Jahren regelmäßig zum Stammtisch mit ehemaligen Schulfreunden. Wir waren etwa zwölf Leute. Für unsere runden Geburtstag hatten wir ein paar selbstgetextete Lieder einstudiert und gingen auf alle Geburtstage ehemaliger Mitschüler und brachten unsere Ständchen vor. Das war immer ein herrliches Vergnügen. Dieses Mal war also ich an der Reihe und es wurde ein sehr schöner Abend an den ich noch lange dachte. Nach solchen Partys packte immer die ganze Familie mit an und nach einer Stunde sah die Wohnung wieder aus als wäre nichts gewesen. Caro sagte immer, es ist toll wie schnell wir es immer schaffen, so ein Chaos wieder zu beseitigen. Ja, dachte ich, wenn wir das andere Chaos auch nur so gut im Griff hätten.

Eine Zeitlang normalisierte sich wieder alles. Alexander merkte man den Stress der letzten Zeit nicht mehr an. Er war wieder der fröhliche unkomplizierte Junge. Caro war nach wie vor schwer zu bändigen, aber sie hatte jetzt eine Freundin gefunden und wurde etwas ausgeglichener. Unser kleiner Enkel war oft bei uns. Er war jetzt acht Monate alt. Ein ganz liebes, zufriedenes, kleines Baby, das von allen geliebt und verwöhnt wurde. Meine jüngste Schwester, vier Jahre älter als Kerstin, war inzwischen auch verheiratet und hatte einen Monat vor Kerstin entbunden. So fand bei uns immer reges Familienleben statt. Anfang 1996 beschlossen wir, wieder nach Steinau zu ziehen. Das hatte verschiedene Gründe.

Erstens bekamen wir immer Ärger mit dem Vermieter (er stellte sich als cholerisch und gewalttätig heraus, wollte die ohnehin schon teure Miete ständig erhöhen) und zweitens hatte ich meine Arbeitsstelle in Steinau und in Salmünster, wo wir jetzt wohnten, fühlte sich keiner von uns richtig wohl. Wir fanden wieder eine sehr schöne Wohnung. Etwas kleiner und billiger, aber sehr gemütlich und mit einem großen Balkon. Im Mai zogen wir um. Unsere Ehe zerfiel immer mehr. Wir versuchten immer wieder uns zusammenzuraufen, aber wir lebten mehr oder weniger nebeneinander her und jeder ging seine eigenen Wege. Es gab immer häufiger Streit. Ob Dieter noch spielte, oder irgendwo eine Freundin hatte wusste ich nicht. Er sagte, nein, das Spielen hätte er endgültig überwunden und eine andere Frau gebe es auch nicht. Es gab nicht mehr viel Zärtlichkeit und „Ich liebe dich" sagte auch schon lange keiner mehr.

Das Geschäft geriet immer mehr in die roten Zahlen. Wir konnten die Abgaben für Finanzamt und Krankenkassen nicht mehr bezahlen. Und die offenen Materialrechnungen stiegen ins Uferlose. So kam es eines Tages, dass sein Geschäft zwangsabgemeldet wurde. Ich hatte es kommen sehen und war irgendwo auch erleichtert. Wir hätten sicher das Ruder noch rumreißen können, aber Dieter hat nicht mitgespielt. Er hat sich meine Vorschläge zwar angehört, hatte aber nicht die Disziplin es auch umzusetzen. Es kamen immer wieder Anfragen und Aufträge und so hat er eine Weile in Schwarzarbeit weitergemacht. Allerdings war das selbst Dieter auf Dauer zu gefährlich. Eines Tages sagte er zu mir: „Wir könnten weitermachen, wenn du ein Gewerbe anmeldest." Mir sträubten sich die Nackenhaare, denn ich wusste was jetzt kommt. Ich konnte Nein sagen; dann würde Dieter trotzig und beleidigt reagieren. Er würde sich noch weiter von mir entfremden und alles würde noch weiter den Bach runtergehen.
Ich konnte zustimmen; dann würde er genauso sorglos weitermachen wie bisher. Nur mit dem Unterschied das dann alles auf meinen Namen lief.
Aber ich war nicht in der Lage rational zu entscheiden. Ich wollte, dass es weitergeht. Ich wollte ihn nicht verlieren und ich wollte nicht noch mehr schlechte Stimmung zwischen uns. Dieter war nie vernünftigen Argumenten gegenüber zugänglich. Für ihn ist das Leben ein Spiel, ohne Verantwortung. Wenn ich nicht mitspielte, zog er sein eigenes Ding durch. Allerdings habe ich auch nie lange genug ausgehalten, um zu erfahren, wie die Konsequenzen ausgesehen hätten. Ich war immer sehr schnell zu Kompromissen oder zum Nachgeben bereit. Immer! Während unserer gesamten Ehe und in allen Lebenslagen, um ihn nicht zu verlieren. Um ihn zu schützen. Nach einigem Hin und Her gab ich auf. Und nach ein paar Formalitäten lief das Geschäft auf meinen Namen weiter. Meine Bedingung allerdings war, dass es nach meinen Regeln lief und letzte und wichtige Entscheidungen immer bei mir lagen. Soweit die Theorie. Wir hatten noch ganz andere Probleme. Kerstins Ehe lief nicht gut. Sie merkte, dass sie und ihr Mann überhaupt nicht zusammenpassten. Sie war unglücklich, es ging ihr nicht gut. Und Pierre, unser Enkel war in dieser Zeit sehr oft bei uns. Aber er war nie eine Belastung, er war ein lieber kleiner Kerl und unser

Sonnenschein. Irgendwann sagte Kerstin, es geht nicht mehr, wir lassen uns scheiden. Danach hatte sie eine schlimme Phase und Pierre hatte bei uns kurzfristig sein zweites Zuhause.

Caro war jetzt 16 und veränderte sich auf erschreckende Weise. Sie musste sehr unglücklich gewesen sein und hat viele Zeichen gegeben. Aber wir waren hoffnungslos überfordert mit ihr und so eingebunden in unsere eigenen Probleme, dass wir alles falsch machten. Caro fing an sich von uns zu entfremden. Sie nahm kaum noch am Familienleben teil und redete auch nicht mehr viel mit uns. Schule interessierte sie überhaupt nicht mehr und so schaffte sie nicht mal ihren Hauptschulabschluss. An verabredete Zeiten hielt sie sich nicht mehr. Wenn wir ihr in unserer Hilflosigkeit Hausarrest gaben, ist sie abgehauen und oft erst am nächsten Morgen völlig zerlumpt wieder nach Hause gekommen. Sie ist ein sehr gutaussehendes Mädchen, aber plötzlich legte sie keinen Wert mehr auf ihr Äußeres.
Sie vernachlässigte sich und ihren Körper, rauchte viel, trank Alkohol und hatte Kontakt mit Drogen. Wenn ich mit ihr reden wollte, lachte sie mir oft nur gehässig ins Gesicht. Dann fing sie an sich zu ritzen. Wir standen dieser Situation vollkommen hilflos gegenüber, wussten auch damals noch gar nicht, das es den Begriff „ritzen" gibt. Wir sahen nur, sie verstümmelte mit allem, was ihr in die Finger kam, ihren kompletten Körper. Und alles was wir taten, war mit ihr zu schimpfen und sie anzuschreien. Als es aber nicht aufhörte und wir immer neue Wunden entdeckten, fingen wir an sie zu verprügeln. Wir haben unsere Kinder nie geschlagen. Für Dieter, mit seinen Erinnerungen an seinen grausamen Vater, war Gewaltlosigkeit in seiner Familie immer oberstes Gebot. Aber angesichts seiner blutenden Tochter, verlor er komplett die Nerven, hinterher war er jedes Mal völlig fertig. Er zitterte und weinte und hasste sich dafür. Dazu kamen noch unsere gegenseitigen Vorwürfe. Wir gaben uns gegenseitig die Schuld am Zustand unserer Tochter. Aber keiner von uns beiden hat wirklich ihre Qualen gesehen und darauf reagiert. Bei der Erinnerung daran, wie wir unsere Tochter damals im Stich gelassen haben, bekomme ich jedes Mal wieder Gänsehaut. Sie rutschte immer weiter ab und ich war zu nichts anderem fähig als hilflos zuzusehen. Die Arbeit von

Dieter lief auch nicht mehr gut. Es war nicht unbedingt seine Schuld, aber die großen Aufträge wurden weniger und es gab immer mehr Kunden die nicht, oder nur schleppend zahlen konnten. Dass ist für ein kleines Unternehmen wie unseres tödlich. Dieter wollte nicht aufgeben. Aber der Schuldenberg wuchs und dieses Mal musste ich meinen Kopf dafür hinhalten. Also meldete ich kurzentschlossen das Geschäft ab und gab meinen Gewerbeschein zurück. Der Dieter bei mir angestellt war, bekam er wenigstens übergangsweise Arbeitslosengeld. Nebenher hatte er immer ein bisschen zu tun, also reichte es wenigstens zum Leben.

Unsere Ehe war jetzt vollkommen am Ende. Das einzige, was wir noch gemeinsam hatten, waren unsere Kinder, die Schulden und ab und zu ein bisschen Sex.
Aber keiner von uns konnte Konsequenzen ziehen, keiner wollte loslassen. Die innere Bindung zwischen uns war nicht zu kappen. Ich wurde mutlos und verzweifelt. Meine ganze Kraft ging wieder drauf, um mit dieser inneren Zerrissenheit fertigzuwerden und weiterzuleben.

Die Trennung 1997

Zu Beginn des Jahres 1997 wusste ich, so geht es nicht mehr. Dieter hatte witterungsbedingt keine Arbeit und war zuhause. Das heißt, meistens war es nicht. Und wenn doch, hatten wir uns nicht viel zu sagen und ödeten uns nur noch an. Dieter war sehr unruhig, ging oft schon morgens aus dem Haus. Ich weiß, dass er oft in einer Raststätte an Spielautomaten saß. Die Leute die ihn dort sitzen sahen, haben es mir oft erzählt. Darauf angesprochen, wurde er natürlich wieder ärgerlich und hat alles abgestritten. Er war auch abends oft weg oder saß die halbe Nacht vor dem Fernseher. Wenn wir doch mal gemeinsam ins Bett gingen, haben wir natürlich fast immer miteinander geschlafen. Sehr oft habe ich es in dieser Zeit wieder einfach nur über mich ergehen lassen. Es war ja die einzige Form von Nähe die wir noch hatten und die wollte ich nicht verlieren. Ich habe in dieser Zeit nur noch an Trennung gedacht,

habe aber nie konkrete Pläne gemacht. Irgendwas Tiefes, Unerklärliches verband mich mit meinem Mann. Ich konnte mich nicht von ihm lösen, ich liebte ihn wie wahnsinnig.
Ich kann mich noch an eine Begebenheit erinnern, die bewirkt hatte, dass sich die Trennungsgedanken dann doch langsam in mir manifestierten: Es ging mir nicht gut, ich glaube es war eine starke Erkältung. Nachdem die Kinder in der Schule waren habe ich mich wieder ins Bett gelegt. Dieter hat gesagt: „Ich geh mal in die Stadt, hier ist ja sowieso nichts los." Ich war traurig und wütend zugleich. Habe aber nichts gesagt, es war sowieso sinnlos. Ich kannte es ja auch nicht anders von ihm. Um 10:00 Uhr am Vormittag klingelte es an der Wohnungstür.

Meine Schwester kam. Ich sehe noch heute ihr ungläubiges Gesicht vor mir: „Ich habe Dieter getroffen, als er in die Raststätte ging. Ich habe ihn gefragt, wie geht's Deiner Frau?" Er sagte: „Es geht ihr nicht gut, sie liegt im Bett." Auf meine Frage warum er früh am Morgen in der Kneipe sitzt, wenn es dir nicht gut geht, bekam ich zur Antwort: „Was soll ich denn da, sie liegt doch eh krank im Bett. Die merkt doch eh nicht, ob ich da bin oder nicht." Das erzählte sie mir mit einem sehr ungläubigen, verwunderten Kopfschütteln. Das war noch zu einem Zeitpunkt, als ich meine Probleme vor Freunden und Familienmitgliedern versucht habe geheim zu halten. Sie kannten unsere Situation nur von außen. Wie es wirklich aussah, wie es mir wirklich ging, wusste keiner. Die Reaktion meiner Schwester hat bewirkt, dass mir meine Situation, mal ganz deutlich bewusst wurde.

Was führten wir für ein Leben? Wo werde ich enden, wenn ich weiterhin die Augen verschließe und alles nur noch mit mir geschehen lasse. Zum ersten Mal wurden meine Trennungspläne konkreter. Sie nahmen Gestalt an. Wochenlang beschäftigten mich meine Gedanken. Erst gefühlsmäßig und dann immer mehr organisatorisch. Was war nötig für eine Trennung? Ich hatte sehr hohe Schulden und verdiente nicht genug um für mich und meine Kinder zu sorgen und die Schulden abzuzahlen. Und von Dieter konnte ich nichts erwarten, das wusste ich. Aber es musste einen

Weg geben. Ich war jetzt fest entschlossen die Trennung durchziehen. Und dann wurden plötzlich ungebremste Energien in mir wach. Die Lethargie der letzten Monate viel von mir ab. Zuerst ging ich zu meinem Chef, erklärte ihm meine Situation. Wir suchten in der Praxis gerade eine Aushilfe für ein paar Stunden in der Woche. Diese Arbeit habe ich übernommen und bekam ein höheres Gehalt. Zusätzlich habe ich noch zwei gut bezahlte Nebenjobs gefunden. Nachdem ich jetzt wusste, wie viel Geld mir zur Verfügung stehen würde, habe ich mit allen Gläubigern Verhandlungen geführt.

Ich habe allen ganz offen meine Situation geschildert und ausnahmslos sind mir damals alle entgegengekommen und waren mit kleinen Abzahlungsraten einverstanden. Die Verhandlungen mit dem Finanzamt hatte der Steuerberater meines Chefs für mich übernommen und mir damit sehr geholfen, da ich ja gar keinen Überblick mehr hatte über unsere Steuerschulden. Nachdem alles erledigt war, stellte ich Dieter vor vollendete Tatsachen. Ich sagte ihm, sobald ich eine passende Wohnung gefunden hätte, würde ich ausziehen.

Ich weiß nicht mehr, wie dieses Gespräch ablief, kann mich auch nicht mehr genau an seine Reaktion erinnern, ich weiß nur noch, dass er mich nicht so ganz ernst genommen hat. Für ihn war die Vorstellung, dass wir beide uns mal wirklich trennen könnten, wohl genauso abstrakt wie für mich. Aber ich glaube auch, bei dem ganzen Schmerz und der Verzweiflung die sich dann einstellten, war auch ein bisschen Erleichterung dabei, dass diese ganze Quälerei jetzt endlich ein Ende haben wird. Vor dem Gespräch mit meinen Kindern hatte ich große Angst. An Caro kam ich ja schon lange nicht mehr heran. Um sie machte ich mir große Sorgen, aber ich hatte die Hoffnung, dass wenn ich erst mal mein Leben wieder geordnet hätte, auch wieder zu ihr Zugang finden würde. Sie hat sich nicht viel geäußert zu meinen Plänen. Ihr war zu diesem Zeitpunkt ihr Leben nicht viel wert und ziemlich egal. Was sie wirklich gefühlt und gedacht hat, hat sie in sich verschlossen. Tatsache war nur, dass ich böse und an allem schuld war. Aber das konnte ich ihr nicht verübeln. Ich habe nie mit ihr geredet und bei meinen eigenen Problemen nie Zeit oder Nerven für sie gehabt.

Alexander war erschüttert. Er hat viel geweint und wie damals, bei meinem letzten Trennungsversuch, sagte er: „Ich will bei Papa bleiben." Es hat mir das Herz zerrissen und beinahe wäre es daran wieder gescheitert. Ich wusste, dass es nicht gut gehen kann. Dieter liebt seine Kinder sehr, aber er ist nicht der Vater der verantwortungsbewusst mit einem in der Pubertät steckenden Sohn umgehen kann. Noch dazu in einer solch schwierigen Situation.

Ich habe mir große Sorgen um ihn gemacht, aber ich konnte mich ja trotzdem um ihn kümmern. Ich hatte Vertrauen in die Zukunft. Ich hatte ja auch keine andere Wahl. Nachdem ich auch Freunde und Familie eingeweiht hatte, ging ich auf Wohnungssuche. Ich stand nicht unter Zeitdruck. Dieter wollte in unserer alten Wohnung bleiben, also konnte ich auch dableiben, bis ich etwas Passendes gefunden hatte. Es war verrückt, wir lebten in dieser Zeit weiter wie vorher auch. Wir schliefen auch noch ab und zu miteinander, aber ich war jetzt soweit, dass ich absolut keinen Zweifel mehr hatte an meiner Entscheidung. Ich war mir ganz sicher und freute mich auf mein neues Leben. Zum ersten Mal, seit vielen vielen Jahren, fühlte ich mich leicht und frei.

Ich hatte großes Glück - im Juli fand ich eine wunderschöne Neubauwohnung mit Balkon in einer kleinen idyllischen Gasse, zwei Minuten von meinem Arbeitsplatz entfernt. Der Vermieter ist ein Freund meines Bruders, der mir auch sofort die Wohnung zugesagt hatte.

Die Miete war etwas höher als meine Kalkulationen es erlaubten, aber dafür brauchte ich keine Fahrtkosten zur Arbeit. Es würde schon gehen. Die Wohnung und auch die Lage waren ein Traum - hier würde ich mich wohl fühlen. Im August wurde die Wohnung bezugsfertig. Ich baute mir mein eigenes Nest. Wir fingen an unseren Haushalt zu teilen. Einen Teil der Möbel nahm ich mit. Was fehlte kaufte ich gebraucht, oder ganz billig neu. Am 15. August war alles fertig. Ich hatte mir ein sehr schönes gemütliches Nest gebaut. Eine Hürde hatte ich noch zu überwinden. Den endgültigen Auszug und den Abschied von Dieter. Ich glaube, es ist ihm sehr schwergefallen, mich gehen zu lassen. Er hat mich gebeten, noch einen Tag zu bleiben. Ich war ungeduldig und wollte endlich in mein neues Zuhause. Aber ich bin dann noch eine Nacht geblieben. Wir haben noch einmal miteinander geschlafen und ich weiß noch, dass ich dachte, wie bescheuert und seltsam das alles ist. Morgen sind wir getrennt und heute liegen wir hier im Bett und streicheln uns, als wäre nichts geschehen. Am nächsten Morgen bin ich dann endgültig gegangen. Dieter stand an der Haustür und hat geweint. Ich war nur erleichtert.

Endlich hatte ich es geschafft. Mein neues Leben konnte beginnen. Ein Leben, in dem mir keiner mehr Schmerzen zufügen sollte. Das Alexander nicht mitging war sehr schwer für mich. Aber ich würde auf ihn aufpassen. Caro hing zu der Zeit mit komischen Freunden rum, kam auch nachts nur selten nach Hause und hat sich die ersten vier Wochen geweigert zu mir zu kommen. Ich habe sie in Ruhe gelassen und irgendwann war sie dann da und hat ihr Zimmer bezogen.

Der erste Tag war einfach nur toll und ich habe mich nur gut gefühlt. Am Abend lag ich in meinem neuen Bett und fühlte mich wie neugeboren. Ich bin sehr schnell und zufrieden eingeschlafen. Am nächsten Morgen habe ich mich darüber gewundert, dass ich nicht ein einziges Mal geweint habe, auch nicht abends im Bett. Ich war jetzt mein eigener Herr. Konnte über meine Zeit selber bestimmen, meinen Tagesablauf nach meinen Bedürfnissen gestalten und meine Freizeit verbringen wie ich es wollte. Es war als wären Eisenketten von mir abgefallen. Doch dieses Gefühl hat nicht sehr lange gehalten. Ich habe es aufs Spiel gesetzt und verloren. Aber manchmal ist es noch abrufbar und das gibt mir die Hoffnung, dass ich es noch einmal schaffen kann.

Ich habe natürlich sehr viel arbeiten müssen. Manchmal von morgens früh bis abends spät.

Und oft auch am Wochenende, aber das hat mir seltsamerweise nichts ausgemacht. Ich hatte wahnsinnige Energien. Und ich hatte immer noch genügend Freizeit, meine Wohnung zu genießen, auszugehen oder Freunde einzuladen. Mal abgesehen von der Sorge um meine Kinder war ich mit mir und meinem Leben sehr zufrieden. Auch finanziell ging es mir gut. Ein großer Teil meines sauer verdienten Geldes ging zur Begleichung der Schulden und für die Miete drauf. Aber es blieb noch genug übrig, um gut davon leben zu können. Nach ein paar Tagen stand Dieter zum ersten Mal vor meiner Tür. Er wäre sehr alleine und ob ich eine Tasse Kaffee

und ein bisschen Zeit für ihn hätte. Natürlich habe ich ihn hereingelassen, aber ich hatte kein gutes Gefühl dabei. Ich hatte es endlich geschafft mich von ihm zu lösen.
Er war so weit weg, gehörte nicht zu meinem neuen Leben. Und wenn er dann in meinem Wohnzimmer saß, habe ich ihn oft als Eindringling und Störenfried empfunden. Aber ich habe es auch nie geschafft, Nein zu sagen. Von da an kam er fast jeden Tag auf einen Kaffee vorbei, oder er hat mich angerufen. Manchmal klingelte er mitten in der Nacht und stand dann wie ein Häufchen Elend vor meiner Tür. Aber wenigstens dann konnte ich mich durchsetzen und habe meinen Ärger gezeigt und in wieder nach Hause geschickt. Ich habe von mir aus nie den Kontakt gesucht und war oft mehr als genervt, wenn er bei mir aufkreuzte, aber ich habe ihn nur selten weggeschickt. Wir haben über die Kinder geredet. Er hat erzählt von seinem Leben ohne mich und wie einsam er sich fühlt und wie leid ihm das alles tut. Und ich war jedes Mal froh, wenn er wieder weg war.
Inzwischen war auch Caro bei mir. Es war keine leichte Zeit mit ihr. Sie war knapp 18 Jahre und sehr durcheinander. Sie hatte die Schule abgebrochen, keine Arbeit und kein Geld. Sie trank sehr viel, klaute und nahm Drogen. Manchmal lag sie den ganzen Tag im Bett. Oder sie kam tagelang überhaupt nicht nach Hause. Wenn sie gute Phasen hatte, hat sie die Wohnung geputzt und gekocht. Manchmal hat sie auch mit mir geredet. Aber die meiste Zeit hat sie total dichtgemacht. Ich habe ein paar Regeln für unser Zusammenleben aufgestellt und ansonsten habe ich sie erst mal in Ruhe gelassen und beobachtet. Das Weihnachtsfest 1997 haben wir alle zusammen in meiner Wohnung verbracht und ich glaube auch Silvester haben wir zusammen gefeiert.

Ich weiß nicht ob ich noch alles in der chronologisch richtigen Reihenfolge hinbekomme, wenn ich jetzt weiterschreibe. Im Großen und Ganzen wird es stimmen. Und kleine Abweichungen sind unwesentlich. Denn alles was ich hier aufschreibe entspricht der Wahrheit. Eine Wahrheit, die mich sehr erschreckt. Und da ist es nicht wichtig, ob die Dinge zwei Wochen früher oder später stattgefunden haben.

Dieter und ich hatten nach wie vor viel Kontakt, der bis dahin immer nur von ihm ausging. Und ganz langsam hat sich in mir wieder eine Anspannung breitgemacht. Es gefiel mir nicht, dass er so oft kam. Es hat mich eingeengt, wenn er zwei Stunden in meinem Wohnzimmer saß. Es gab Tage, an denen ich mich nicht entspannen konnte, weil ich immer damit rechnete, dass er gleich klingelt. Ich habe mich tausendmal gefragt, warum ich das zugelassen habe. Warum ich mich nicht durchsetzen konnte. Ich finde keine wirkliche Antwort. Habe ich ihn gebraucht? Habe ich es gebraucht, von ihm gebraucht zu werden? Er hat oft gemerkt, dass er nicht willkommen ist. Aber er kam immer wieder. Jeder hat mich darauf angesprochen, dass mein Mann schon wieder bei mir ist. Jedem ist es aufgefallen. Ich habe dazu nie viel gesagt. Ich habe mein eigenes Leben gelebt und genossen. Aber es hatte sich schon wieder unmerklich etwas verändert.

Irgendwann in dieser Zeit, Anfang 1998, haben wir zum ersten Mal wieder miteinander geschlafen. Ich weiß nicht mehr wie und wo es passiert ist, aber es war wunderschön. Ich war hinterher sehr erstaunt über mich selber, aber Dieter hat es verstanden mir meine Zweifel zu nehmen. Wir seien zwar getrennt, aber doch immer noch miteinander verheiratet. Wir sind frei, haben keine anderen Partner, also was ist so schlimm daran, wenn es uns beiden gefällt? Und er hat mich überzeugt. Schließlich gehörte das auch zu einem neuen Leben, dass ich schlafen konnte mit wem ich wollte. Es verpflichtet ja zu nichts. Wir gingen danach ein paar Mal zusammen aus und haben ab und zu miteinander geschlafen. Völlig zwanglos und ohne Verpflichtungen. Und ich habe es genossen, anschließend wieder alleine in meine Wohnung zurück gehen zu können. Ich wollte mir auch keine Gedanken darübermachen, wie es weitergehen soll. Ich habe schließlich bewiesen, dass ich alleine lebensfähig bin. Ich hatte meine schöne Wohnung, ein gutes Einkommen, ein Auto, Freunde und konnte meinen Alltag sehr gut alleine meistern. Warum sollte ich also nicht den Augenblick genießen. Ich weiß nicht, ob ich die Notbremse gezogen hätte, wenn ich gewusst hätte, wo das alles endet.

Inzwischen hatte Dieter gemerkt, dass ihm die große Wohnung zu teuer wird. Er hatte noch keine feste Arbeit, nur Gelegenheitsjobs und konnte die Miete nicht mehr bezahlen. Er hat dann nach langem Suchen für sich und Alexander eine Wohnung im Nachbarort gefunden. Für Alexander, der hier im Ort zur Schule ging und seine Freunde hier hatte, bedeutete das eine große Umstellung. Ich habe ihm angeboten, nach der Schule zu mir zu kommen. Hier konnte er dann essen, Hausaufgaben machen und mit seinen Freunden zusammen sein. Später würde ich ihn dann nach Hause fahren, oder Dieter konnte ihn holen. Eine Zeitlang lief das auch ganz gut. Dann wollte er immer öfter bei mir übernachten. Er sagte: „Es lohnt sich doch nicht, nur zum Schlafen nach Hause zu fahren, nur um morgen früh mit dem Bus wieder her zu kommen. Außerdem bin ich sowieso meistens alleine zu Hause, weil Papa abends oft gar nicht da ist." Da er ja bei mir kein eigenes Zimmer hatte, schlief er dann auf der Couch. Alexander liebte seinen Vater sehr. Aber jetzt, wo er nur mit ihm alleine war, lernte er seinen Vater auch von einer anderen Seite kennen. Er sagte, er fühle sich sehr einsam und alleingelassen. Sein Vater wäre oft unterwegs und wenn er mal da sei, dann könne er nichts mit ihm anfangen, weil er mit seinen Gedanken immer ganz woanders ist. Alexander hatte mit der Zeit das Gefühl, für seinen Vater wäre die Zeit, die er mit seinem Sohn verbringt, eine Pflichtübung. Natürlich hatte er das nicht sofort so gesagt. Es kam nach und nach. Und es ist ihm sehr schwer gefallen. Caro hat es auch sehr wehgetan, ihren Bruder so zu erleben. Ich habe versucht, mit Dieter darüber zu reden. Es war wie immer sinnlos. Er hat wieder mal überhaupt nicht verstanden, um was es ging. „Meistens gehe ich doch erst weg, wenn Alexander sowieso schon im Bett ist!" war einer seiner Bemerkungen dazu. Oder: „Wie oft bin ich zuhause und Alexander ist nicht da." Er fühlte sich mal wieder ungerecht behandelt. Alle hacken auf ihm rum. Er tut nichts Böses. Wie's ihm geht, interessiert keinen Menschen usw. usw. ... Ich habe dann mit Caro geredet und wir haben beschlossen, Alexander zu fragen, ob er ganz zu uns kommen möchte.

Er wollte gerne, aber er machte sich Gedanken, dass sein Vater dann gekränkt sein würde. Ich habe versucht meinem Sohn zu vermitteln, was ich selber bis heute noch nicht richtig kann, nämlich zu verstehen, dass sein Vater ein erwachsener Mann ist, der für sich und sein Handeln selber verantwortlich ist. Und dass Alexander das tun müsse, was für ihn am besten sei.

Ein paar Tage später ist er zu mir gezogen. Ich habe ihm mein Schlafzimmer gegeben und ich habe im Wohnzimmer auf dem Sofa geschlafen. Es war sehr beengt und für alle nicht sehr befriedigend. Alexander musste sich in meinem Schlafzimmer, in dem ja mein Kleiderschrank stand und viele meiner persönlichen Sachen, schon ein bisschen einschränken. Ich hatte praktisch keine Privatsphäre und keine Rückzugsmöglichkeiten mehr. Und Caro sackte immer mehr ab. Dieter was sehr oft bei uns. Wir haben sehr viel geredet in dieser Zeit. Über uns, unsere Ehe und über die Fehler die wir gemacht haben. Jeder hatte jetzt sein eigenes Leben. Aber wir haben auch oft gemeinsame Nähe gesucht. Gespräche, Berührungen, einfach nur ein bisschen zusammen sein. Manchmal war es sehr schön, aber es hat mir auch nicht nur gutgetan. Und ich habe langsam angefangen, ernsthaft an mir und meinen Verstand zu zweifeln.

Es ging meinem Mann finanziell nicht gut. Wenn er Geld hatte, hat er nicht auf den Pfennig geachtet und auch seinen Kindern großzügig immer was gegeben. Aber meistens hatte er nicht viel. Er war, wie gesagt, oft tagsüber bei uns und hat auch manchmal mitgegessen. Abends war er auf Achse. Eine ganze Zeitlang sehr extrem. Das ging natürlich ins Geld. Irgendwann hatte er auch kein Auto mehr. Das Geld für seine abendlichen Ausflüge in die Tanzlokale, hatte er sich oft von mir geliehen. Später auch von seinen Kindern. Ich habe, so unglaublich das klingt, lange Zeit nicht realisiert was da wieder abläuft. Wenn er abends, frisch gestylt und nach Rasierwasser duftend in meinem Wohnzimmer stand und sich mein Auto leihen wollte, habe ich es ihm gegeben. Wenn er dann auch noch nach 20 Mark gefragt hat, hat er die auch noch bekommen.

Er ist dann mit meinem Auto und meinem Geld tanzen gefahren. Nicht nur einmal hat er Frauen, die er dort kennengelernt hat, in meinem Auto spazieren gefahren. Ich habe zu diesem Zeitpunkt immer noch sehr viel gearbeitet. Viermal in der Woche ging ich abends um 20:00 Uhr noch putzen. An einem dieser Abende, als

Dieter mal wieder mein Auto hatte, ging ich, als er weg war ins Bad um mich fürs Putzen umzuziehen. Alexander kam rein und sagte: „Mama du siehst aber heute müde aus." „Ja", sagte ich, „ich habe auch heut gar keine Lust mehr putzen zu gehen." Und da hat mein Sohn etwas zu mir gesagt, was mich sehr berührt hat und was ich nie vergessen werde: „Mama, siehst du eigentlich nicht, was du da machst? Du arbeitest wie eine Verrückte und der Papa macht sich ein schönes Leben. Du gehst heute Abend putzen und Papa geht sich amüsieren, mit deinem Auto und mit deinem Geld."

Diese Worte haben mich sehr aufgewühlt. Zum einen, weil mir plötzlich bewusstwurde, dass mein Sohn kein Kind mehr war und genau wusste, was um ihn herum passiert, zum anderen hat er damit seine Liebe zu mir ausgedrückt und mir gezeigt, dass er sich Sorgen macht. Aber er hat mich auch ein bisschen wachgerüttelt. Ich habe wirklich nicht gesehen was ich da mache. Ich war wieder in meinem alten Trott. Egal wie es mir geht, Hauptsache mein Mann bekommt was er braucht! Ich habe lange darüber nachgedacht und mich dann entschlossen, mit Dieter zu reden. Ich hätte auch einfach sagen können: „Pass auf, du bekommst mein Auto nicht mehr für deine nächtlichen Ausflüge und wenn du Geld brauchst, dann such dir Arbeit." Damit wäre alles gesagt und der Fall wäre erledigt. Aber so einfach war das bei uns nicht. Ich hatte immer das Bedürfnis, Dieter meine Entscheidungen zu erklären. Daraus ergaben sich dann oft stundenlange Diskussionen. Denn eigentlich wollte ich ihm ja nur meine Hilfe entziehen. Ich wollte ihm ja auch klarmachen, dass es nicht sein muss jeden Abend wegzugehen, wenn man kein Geld hat. Ich wollte rauskriegen was er so treibt, was es ihm bringt. Ich wollte ihm vorwerfen, dass er sich mit anderen Frauen amüsiert, gleichzeitig aber ständig bei mir auftaucht und mir vorjammert, wie allein er sei.

Gerüchten zufolge hatte er damals, Anfang 1998, eine Freundin. Aber das habe ich nie ernsthaft hinterfragt. Ich sagte mir, das geht mich nichts an, wir sind getrennt und er hat das Recht dazu. Und außerdem dachte ich, wenn er erst mal eine Frau kennenlernt, in die er sich verliebt, lässt er mich endlich in Ruhe. Ich habe mich nie für andere Männer interessiert. Ich war zufrieden mit meinem Single – Leben. Ich wollte Freiheit und nicht schon wieder neue Verpflichtungen eingehen.

Die Situation mit Caro spitzte sich immer mehr zu. Ich musste Geld und Wertsachen vor ihr verstecken. Irgendwann habe ich entdeckt, dass sie die Sparbücher von Alexander und mir geplündert hatte. Sie schleppte ihre betrunkenen, bekifften Freunde nachts in meine Wohnung. Sie ließ nicht mit sich reden und wollte auch keine Hilfe. Also stellte ich ihr im Oktober 1998, sechs Wochen vor ihrem 18. Geburtstag ein Ultimatum. Entweder lässt sie sich helfen und bekommt ihr Leben in den Griff, oder sie muss ausziehen. Es wurde immer schlimmer. Zu dieser Zeit lernte sie einen Mann kennen, der sich in sie verliebt hatte und es sich zur Aufgabe machte, sie zu retten. Bei ihm konnte sie einziehen. So ist sie kurz nach ihrem 18. Geburtstag ausgezogen.
Ich habe viel für sie gebetet und habe sie losgelassen. Wir blieben zwar in Kontakt, aber es war sehr schwierig. Sie war voller Hass auf sich, auf mich und auf die ganze Welt. Wir haben dann ihr Zimmer renoviert. Sie hat es in diesem Jahr ziemlich verwüstet. Jetzt hatte Alexander sein eigenes Zimmer und ich mein Schlafzimmer wieder. Weihnachten und Silvester verbrachte Dieter wieder bei mir.

Im Januar 1999 bin ich mit einer Bekannten für drei Wochen nach Namibia geflogen. Ich habe mich wahnsinnig auf dieser Reise gefreut. 10 000 km von dem ganzen Quatsch wegkommen und Afrika zu erleben, war genau das was ich jetzt mal brauchte. Es war ein unvergessliches Erlebnis - dieses faszinierende Land und die unendliche Weite. Ich habe nachts ganz alleine auf einer Farm unter Zitronenbäumen gesessen, im Umkreis von 300 km keine Menschenseele, außer meiner Freundin, die schon friedlich schlief. Ein riesiger Mond über mir und nur die Tiere der Wildnis um mich herum. Wir haben mit einem geliehenen Bus das Land erkundet. Bei 32° im Pool gebadet und abends im Fernsehen die Schneestürme in Deutschland gesehen. Aber mein Mann war immer bei mir, er war mir sehr nah. Tag und Nacht. Ich habe immer nur gedacht, dass möchtest du jetzt eigentlich mit ihm erleben. Einmal, bei einem Einkaufsbummel, habe ich mich nach einem Mann umgedreht und zu meiner Freundin gesagt: „Der könnte mir gefallen." Sie sagte: „Ja, weißt du auch warum? Der sieht deinem Mann ähnlich."

Dieter hat uns vom Flughafen abgeholt. Er sah furchtbar aus. Alt und eingefallen. Er hat sich sichtlich gefreut, mich zu sehen. Aber aus irgendeinem Grund gab es auf der Heimfahrt im Auto Streit. Die Atmosphäre war unerträglich. Willkommen in der Heimat! Er hat mich dann mit meinen Koffern zu Hause abgesetzt und ist gleich wieder gefahren. Nach und nach hat sich dann die Situation wieder entspannt. Wir haben uns regelmäßig gesehen, wieder zusammen Flohmärkte gemacht und auch sehr viel miteinander geredet. Ein Streitpunkt zwischen uns waren die Kinder. Wir waren hier vollkommen verschiedener Ansicht und kamen in diesem Punkt nie zu einer Einigung. Ein anderes Thema war unsere „Never Ending Story". Wir waren inzwischen so weit, dass wir uns eingestehen konnten, dass wir uns noch sehr liebten. Wir wollten gar nicht wirklich auseinandergehen. Ich kam aber mit seinem unruhigen Leben und mit den ganzen Frauengeschichten die er hatte nicht zurecht. Wir haben sehr viel darüber geredet. Dieter hat immer alles verharmlost. Das ist alles nicht so wie es aussieht, er liebt nur mich. Er geht nur tanzen und unterhält sich, das täte ihm gut, er muss unter Menschen.

Unsere Gespräche sinngemäß:
Ich: „Ich kann mich nicht auf dich einlassen solange du so ein Leben führst. Dann lebe ich wieder ständig in Angst und Misstrauen."
Er: „Du siehst, dass alles ganz falsch. Ich tu nichts Böses. Wenn wir wieder zusammen sind, kann ich sofort damit aufhören. Dann will ich nur noch mit dir tanzen gehen."

Wir haben in dieser Zeit immer mal wieder miteinander geschlafen, wenn es sich ergeben hat, aber nicht regelmäßig. So ging das monatelang. Wir fanden keinen Anfang und kein Ende. Meine Kinder wussten mehr als ich. Sie saßen zwischen zwei Stühlen und wollten verständlicherweise nicht Partei ergreifen. Aber manchmal versuchten sie doch ganz vorsichtig mir zu signalisieren, das ist nicht alles so harmlos wie Papa tut. Oft gab es auch eindeutige Beweise und es hat mich jedes Mal wieder in tiefe Verzweiflung gestürzt. Aber es war schon wieder zu spät für einen Absprung. Ich fing an, sein Handy zu kontrollierenden wenn er bei mir war. Ich

habe fast jedes Mal eindeutige SMS von Frauen gefunden. Und jedes Mal hatte er eine ganz harmlose Erklärung dafür. Haarsträubende, sehr phantasievolle Lügen, die ich alle glauben wollte. Natürlich habe ich das alles nicht wirklich geglaubt. Ich bin zwar auf irgendeine Art abhängig von meinem Mann, aber ich bin nicht blöd. Nur war es schon wieder so, wie es früher auch war! Wenn ich es nicht verdränge, wenn ich seinen Lügengeschichten keinen Glauben schenke, wenn ich meinen Mann so sehe wie er wirklich ist, kann ich nicht bei ihm bleiben ohne meinen Rest von Selbstachtung zu verlieren.
Ich war schon wieder so weit, dass ich ihn auf keinen Fall verlieren wollte. Es tobten Kämpfe in mir, die mir schon wieder alle Energie raubten. Aber das sah man mir nicht an. Ich wirkte nach außen immer sehr ruhig und ausgeglichen. Ab und zu habe ich mich bei meiner Freundin Monika ausgeheult. Selbst sie, die mich sehr gut kennt, ist jedes Mal aus allen Wolken gefallen, weil sie mir nie etwas angesehen hat.

Die Situation hat mich innerlich zerfressen. Eigentlich wollte ich diesen Mann nicht mehr. Wir waren in allen Dingen des Lebens völlig verschiedener Meinung. Ich konnte mich nicht mit ihm über uns unterhalten. Was die Kinder betraf, gab es immer Streit. Es gab so viele Kleinigkeiten, die ich ständig an ihm kritisierte, die mich nervten. Das führte wiederum dazu, dass er sich unwohl fühlte und sagte, du meckerst nur an mir rum. Ich fand keine Ruhe bei ihm, hatte kein Vertrauen mehr. Aber ich kam eben auch nicht von ihm los.
Dieter wohnte inzwischen auch wieder hier am Ort. Es gab Meinungsverschiedenheiten mit den Vermietern. Er wohnte jetzt in einer kleinen 1 1/2 Zimmer Wohnung in einem alten, baufälligen Haus. Ich habe ihm, wie schon beim letzten Umzug, beim Einrichten und Saubermachen geholfen. In diesem Punkt waren wir uns schon immer einig gewesen: Wenn einer praktische Hilfe brauchte, war der andere immer da. Seine Hilfsbereitschaft ist eine seiner positiven Eigenschaften. Wann immer ich seine Hilfe brauchte, war er da. Oft schon, bevor ich ihn fragen konnte.

Alexander war in diesem Sommer mit der Schule fertig und suchte eine Lehrstelle. Er fand auch Gott sei Dank sofort einen Ausbildungsplatz als Maler und Lackierer. Die Arbeit macht ihm Spaß, die Schule schaffte er gut und von seinem Chef wurde er gelobt. Aber in seinen Verhaltensweisen wurde er seinem Vater immer ähnlicher. Das, was er an seinem Vater verurteilte, kam bei ihm selber immer mehr zum Vorschein. Er kann absolut nicht mit Geld umgehen und hatte schon bald überall Schulden. Er hatte eine Freundin, wollte aber schon etliche Male Schluss machen. Er lernte auch mal kurzfristig andere Mädels kennen, kam aber nie wirklich von ihr los. Außerdem ist er unzuverlässig. Er macht Versprechungen, die er nicht einhielt. Es hat mich oft viele Nerven gekostet, ihn pünktlich zur Arbeit oder in die Schule zu bekommen. Nicht dass er nicht wollte, er kam einfach nicht aus dem Bett. Wenn ich nicht da war um ihn zu wecken, verschlief er oft den ganzen Tag.

Im Laufe der Zeit kamen noch ein paar Katastrophen hinzu, über die ich noch schreiben werde. Alexander hat einen guten Charakter und ist kein oberflächlicher Mensch. Ich denke die Ursachen für sein Verhalten sind teilweise zu suchen in dem Leben, welches seine Eltern führten. Und auch die Tatsache, dass sein heißgeliebter Vater, der eigentlich Vorbild sein sollte, ihn im Stich gelassen hatte und nicht der Mensch war, für den er ihn gehalten hatte und den er als Vater gebraucht hätte. Aber es hätte auch schlimmer kommen können. Dafür, dass er oft sehr gelitten hat, hatte er es gut gemeistert.
Heute ist der 22 Jahre und ich hoffe mal, dass er es geschafft hat und kann erwachsen werden.

Caro wohnte noch bei ihrem Freund. Sie war immer noch sehr durcheinander und führte ein chaotisches Leben. Sie trank sehr viel und hatte keine Arbeit, aber die Beziehung mit ihrem Freund hat sie, denke ich, vor dem kompletten Absturz bewahrt. Wir hatten jetzt wieder etwas mehr Kontakt und redeten auch ab und zu miteinander. Wirklich geöffnet hat sie sich noch nicht. Aber auch sie war von ihrem Wesen her ein anderer Mensch als der, den sie uns zeigte. Deshalb wusste ich: Irgendwann wird auch sie wach und geht ihren Weg.

Kerstin, meine große Tochter wird in diesem Abschnitt meines Buches ein bisschen vernachlässigt. Aber sie hat inzwischen ihre eigene Geschichte. Darauf intensiv einzugehen würde den Rahmen dieses Buches sprengen und zu sehr von meinem Leben ablenken. Sie ist geschieden, wiederverheiratet, manchmal mehr, manchmal weniger glücklich. Sie hat inzwischen zwei Kinder, die eigentlich mehr von ihrer Oma haben sollten, aber für zwei kleine Jungs habe ich oft nicht die Zeit oder die Nerven.

Mitte 1999 habe ich erfahren, dass Dieter wieder eine Freundin habe, die er zuerst auch wieder verleugnete. Aber diese Frau muss ihm wohl sehr wichtig gewesen sein, denn irgendwann hat er mit mir darüber gesprochen.

Er sagte, diese Frau sei anders als die anderen. Er hätte sich in sie verliebt und fühle sich wohl bei ihr. Sie gibt ihm das, was er bei mir nicht bekomme. Ich war natürlich wieder am Boden zerstört. Aber ich war auch ein bisschen erleichtert und habe es als Chance gesehen für eine endgültige Trennung. Wenn er sich für eine andere entschieden hat, werde ich ihn in Ruhe lassen müssen. Und ich gönnte ihm wirklich von Herzen, dass er sein Glück fand. Der Schmerz war groß, aber ich würde darüber hinwegkommen und auch meine Ruhe wiederfinden.

Wäre es so gewesen, wäre dieses Buch jetzt fast zu Ende.

Ich weiß nicht mehr wie, wann und wo, aber wir kamen wieder in Kontakt. Und alles ging wieder von vorne los. Endlos lange Gespräche bis tief in die Nacht mit viel Kaffee und Zigaretten. Kämpfe und Gerangel und gegenseitige Vorwürfe. Es ging darum, dass er wohl sehr an dieser Frau hing, aber sie nicht wirklich liebt, weil er mich nicht aus seinem Gedächtnis bekam. Er sagte, dass er mit ihr Schluss machen würde, wenn ich zu ihm zurückkäme. Aber dann müsste ich auch 100% hinter ihm stehen. Ich solle doch einfach mal

über meinen Schatten springen, mit ihm einen neuen Anfang machen und die Vergangenheit vergessen.
Wie gerne hätte ich das gemacht. Aber ich wusste, dass ich mich bei ihm nie über eine längere Zeit entspannen konnte. Er hat nie bewiesen, dass er zuverlässig, ehrlich und treu sein konnte. Ich konnte ihm nicht versprechen, die Frau zu sein die er brauchte. Wenn überhaupt, dann nur mit ganz viel Zeit um mich zu erholen und Vertrauen zu fassen. Aber diese Zeit konnte und wollte er mir nicht geben. So ging es einige Wochen hin und her. Ich sagte ihm immer wieder, dass es so nicht geht. Ich kann mich nicht unter Druck setzen lassen. Entweder er bleibt bei ihr und bricht den Kontakt mit mir ab, oder er macht Schluss mit ihr und wir sehen dann wie es mit uns weitergeht. Aber nahtlos von einer zur anderen wechseln, das mache ich nicht mit.

Das wiederum konnte er nicht. Er wollte nicht mehr alleine sein. Er brauchte eine Frau in seinem Leben. Entweder mich, oder die Frau namens Carola. Also brachen wir unseren Kontakt erst mal wieder ab. Er stellte Carola auch den Kindern als seine neue Freundin vor und sie sagten, der Papa wirkt sehr entspannt und ausgeglichen. Sie tut ihm wohl gut.
Nach einiger Zeit sahen wir uns wieder etwas öfter. Er kam ab und zu zum Kaffee und wieder ging das Spiel von vorne los. Wir schaffen es einfach nicht, uns voneinander zu lösen. Wir konnten nicht freundschaftlich und zurückhaltend miteinander umgehen. Vielleicht wäre es anders gekommen, wenn einer von uns weit weggezogen wäre. Ich weiß es nicht.

Wir fingen wieder an, über uns, unsere Liebe und unsere gemeinsamen Träume zu reden. Er sagte mir: „Ich habe diese Frau sehr lieb und fühle mich wohl bei ihr, aber es hat keinen Zweck. Du gehst mir nicht auf den Kopf. Ich liebe dich. Ich werde mit ihr reden." Ich weiß noch, dass ich versucht habe es ihm auszureden. Bei mir würde er nicht das finden, was sie ihm gab. Ich hatte wahnsinnige Schmerzen ohne ihn, aber ich hatte auch gerade angefangen, mich ein bisschen damit abzufinden, dass Dieter sein Glück gefunden hatte. Ich wollte jetzt mein Leben noch mal in den Griff kriegen - ohne ihn. Jetzt ging alles wieder von vorne los.

Wollte ich das? Ich wollte ihn immer noch. Ich war zu schwach ihn wegzuschicken.

Einige Zeit später, es war Winter 1999, klingelte ich Sonntag morgens an seiner Tür, um ihm einen Kindersitz zu bringen, den er brauchte, weil unser Enkel bei ihm übernachtet hatte. Er öffnete mir im Schlafanzug und hatte einen sehr dämlichen Gesichtsausdruck, als er mich sah. Da wusste ich, dass sie wieder bei ihm war. Der Schmerz war kaum zu ertragen. Ich habe mich ins Auto gesetzt und bin blind vor Tränen zu einer Bekannten geflüchtet. Ich habe immer wieder gedacht, jetzt einfach vor einem Baum rasen, dann hört der Schmerz auf.

Bei ihr angekommen, habe ich erst mal sehr lange geweint. Sie hat mich Weinen lassen. Dann bereitete sie mir ein Schaumbad in ihrem Whirlpool. Als ich aus der Wanne kam, war der Tisch liebevoll gedeckt und wir haben bei Kerzenschein zu Mittag gegessen. Wir haben einen Spaziergang gemacht und ein bisschen geredet. Ich habe viel Wein getrunken an diesem Abend und habe dann bei ihr übernachtet. Am nächsten Morgen beim Frühstück ging es mir immer noch ziemlich dreckig. Es ist mir diesmal noch mehr an die Nieren gegangen als die Male zuvor. Aber ich war nicht lange zornig oder wütend auf meinen Mann. Ich war immer nur voller Schmerz und Sehnsucht. Ganz egal was immer er gemacht hatte, nach kurzer Zeit war alles wieder weg und was blieb war die Sehnsucht nach ihm. Ich überlegte mir, was ich ändern könnte in meinem Leben, um mich von ihm abzulenken. So kam ich auf die Idee, eine Zeitungsanzeige zu starten. Der Gedanke gefiel mir und damit ich es mir nicht wieder anders überlegte, verfasste ich gleich nach dem Frühstück einen Text.

Sinngemäß stand darin, dass ich nach einer schwierigen Beziehung frisch getrennt lebe, mit dieser Situation nur sehr schwer zurechtkomme und Leute suche – männlich und weiblich – denen es ähnlich gehe. Zum Austausch und zur gemeinsamen Freizeitgestaltung.

Diese Anzeige gaben wir noch am gleichen Tag auf. Ich fühlte mich noch nicht wieder in der Lage nach Hause fahren. Also blieb ich bei meiner Bekannten. Wir gingen einkaufen und spazieren und sie

kochte etwas Leckeres für uns. Ich habe sehr viel geweint an diesem Tag. Sie machte sich Gedanken wie sie mich ablenken könnte. Also rief sie einen Freund an und abends gingen wir zu dritt in eine Disco. Große Lust hatte ich nicht, aber ich dachte alles ist besser als zuhause rumzusitzen und dann wieder weinend einzuschlafen.
Aber der Schuss ging nach hinten los. Ich war nicht in der Lage, mich an Gesprächen zu beteiligen, wurde immer stiller und depressiver. Als ich dann auch noch zum Tanzen aufgefordert wurde, bin ich weinend zusammengebrochen.

Also fuhren wir nach knapp einer halben Stunde den weiten Weg wieder nach Hause. An diesem Abend trank ich wieder so viel Wein wie ich brauchte, um müde zu werden und einschlafen zu können. Am nächsten Tag fuhr ich nach Hause und als ich mich wieder etwas gefestigt hatte, meldete ich mich bei Dieter. Ich wollte endlich Klarheit. Dieses Durcheinander der letzten Monate ging uns beiden an die Nerven. Wir verabreden uns bei ihm zum Kaffee. Wir haben sehr lange, sehr ruhig und ich glaube auch sehr ehrlich miteinander geredet. Und am Ende dieses Gespräches waren wir uns einig: Wir wollen zusammenbleiben. Wir haben gemerkt, wir lieben uns noch und kommen sowieso nicht so einfach voneinander los. Wir wollten nach dem ganzen Mist der letzten zwei Jahre und nach den Erfahrungen, die wir in der Zeit unserer (nichtvollzogenen) Trennung gesammelt hatten, noch mal einen vernünftigen Neuanfang starten. Ich glaube nicht, dass ich damals wirklich realisieren konnte, auf was ich mich da einließ. Ich war einfach nur glücklich ihn wieder zu haben, sehr verliebt und fest entschlossen, die Gegenwart zu genießen, eine gemeinsame Zukunft aufzubauen und die Vergangenheit hinter mir zu lassen. Ich bin auch nicht sicher ob er wusste, was auf ihn zukommt, mit einer Frau die noch so viel unverarbeiteten Schmerz und so viel Misstrauen in sich trägt. Wir haben uns neu ineinander verliebt, alles andere war für den Moment unwichtig. Dieter nahm sein Telefon, ging ins andere Zimmer und nach ein paar Minuten kam er wieder heraus und sagte, er hätte mit Carola telefoniert und Schluss gemacht. Ich glaubte ihm selten etwas, aber diesmal wusste ich, dass es stimmte. Und ich weiß noch, dass ich ganz entsetzt war: „Du kannst doch nicht mit einem kurzen Telefongespräch die Beziehung zu einer Frau beenden, mit der du viele Wochen zusammen warst und die dir wichtig geworden ist!" Er sagte: „Sie wusste es schon. Ich habe vorher mit ihr geredet. Ich habe ihr versprochen, sie nach unserem Gespräch noch mal kurz anzurufen. Es ist vorbei. Wäre unser Gespräch anders verlaufen, hätte er ihr am Telefon gesagt: es ist endgültig aus mit meiner Frau, ich bleibe bei dir." So einfach war das bei ihm.

Ich war wieder mal frisch verliebt, hatte Flugzeuge im Bauch und freute mich auf meinen Mann. Natürlich blieben Zweifel und Ängste, aber ich wollte lernen damit umzugehen. Es tat so gut ihn wieder in meinem Leben zu haben, das alles andere in den Hintergrund rückte. Die folgende Zeit mit Dieter empfand ich als sehr angenehm. Wir haben viel gemeinsam unternommen, hatten viele liebevolle Gespräche, viel Zärtlichkeit und sehr schönen, erfüllenden Sex. Ich jedenfalls habe es so empfunden. Auch Dieter wirkte sehr entspannt und glücklich. Er sagte, zum ersten Mal seit langer Zeit fühle er sich richtig frei und zufrieden. Ob er es wirklich war, weiß ich nicht. Denn ganz offen war er ja sehr selten zu mir.

Ich hatte mir vorgenommen zu versuchen, meinen Mann so zu nehmen wie er war. Unsere Kinder wurden erwachsen. Ich hatte nicht mehr diese große Verantwortung wie früher, Kinder, Haus und Geschäft auf meinen Schultern. Ich hatte einen sicheren Arbeitsplatz und mein Mann hatte auch endlich wieder Arbeit. Ich konnte also versuchen mich an seiner Seite ein bisschen zu entkrampfen. Ich wollte ihn einfach nur genießen. Ich wusste, er konnte viele Ansprüche, die ich an einen Partner habe, nicht erfüllen, aber ich war mir ganz sicher, wenn er nur treu ist und ehrlich mit mir umgeht, reicht mir das. Er gab mir so viel und er tat mir so gut, dass ich meine Ansprüche gern zurückgeschraubt hätte, um bei ihm zu bleiben.
Dieter wollte gern so bald wie möglich bei mir einziehen. Er sagte, wie schön es sein kann mit uns, wenn wir beide uns ein bisschen anstrengen. Er hätte viel gelernt, will mit seiner Vergangenheit abschließen. Er will nicht mehr alleine in seiner kleinen Bude hausen und mich nur am Wochenende sehen. Er liebe mich und

will gemeinsam mit mir ein neues Leben anfangen. Das war keine leichte Entscheidung für mich. Ich liebte ihn sehr und wollte ihn genauso wenig verlieren, wie er mich. Wir hatten eine wunderschöne Zeit miteinander und die Vorstellung, wieder ganz zu ihm zu gehören, jeden Abend in seinen Armen einschlafen und morgens an seiner Seite aufwachen, gefiel mir.
Andererseits, wenn er erst mal hier war, war es nicht so leicht wieder rückgängig zu machen. Meine kleine, gemütliche Wohnung wäre vollgestopft mit seinen Sachen und die Zeit, die ich für mich ganz alleine hatte und die ich immer sehr genossen hatte, wäre vorbei.

Anfang Januar 2000 zog er mit einem Dutzend Koffern, Kartons und Wäschesäcken bei mir ein. Die Wohnung, die ich zweieinhalb Jahre zuvor nach meinen Vorstellungen und Bedürfnissen eingerichtet hatte, in der ich zum ersten Mal ein Gefühl von Ruhe, Sicherheit und Freiheit hatte, war jetzt also unsere Wohnung. Es war schon eine sehr große Umstellung für mich. Es war nicht mehr meine Burg. Aber ich schaffte es in sehr kurzer Zeit, es nicht mehr als „mein Nest", sondern als „unser Nest" zu sehen. Dieter hatte nur seine persönlichen Sachen mitgebracht.
Caros Beziehung lief zu der Zeit nicht mehr so gut. Sie wollte eine räumliche Trennung von ihrem Freund. Sie hat Dieters Wohnung übernommen und er hatte ihr das komplette Inventar geschenkt. Vom Bett bis zu den Kaffeetassen hat er alles dagelassen. Und ein altes, aber fahrtüchtiges Auto bekam sie auch noch von ihm. Sie trank immer noch sehr viel und führte ein wildes Leben. Aber sie nahm an einer Ausbildungsmaßnahme vom Arbeitsamt teil. So war sie wenigstens mobil und hatte zum ersten Mal ihr eigenes Reich.

Meine Entscheidung ist in der Familie und bei Freunden auf sehr viel Unverständnis gestoßen. Auch meine Kinder waren nicht wirklich überzeugt, dass es eine gute Entscheidung war. Trotzdem wünschten mir alle, dass es gut gehe und ich es nicht bereue. Dieter war sehr liebevoll und aufmerksam. Er überschüttete mich mit Liebe, Zärtlichkeit und kleinen Geschenken. Immer wenn er aus dem Haus ging, lag irgendwo ein Zettel mit Liebeserklärungen. Ich fühlte mich wohl und zeigte ihm das auch. So brauchte er sein

Leben, nur so konnte er leben. Das war die Art von Liebe, die er für sein Leben braucht. Dass das Wort Liebe noch andere Dinge beinhaltet, damit kam er nicht klar.

Ende Januar besuchten wir gemeinsam die Bekannte, bei der ich noch vor wenigen Wochen Zuflucht gefunden hatte. Auf meine Anzeige waren einige Antworten gekommen, die aus irgendwelchen organisatorischen Gründen an ihre Adresse gingen. Ich hatte Dieter davon erzählt. Jetzt war die Situation ja nicht mehr aktuell. Also öffnete ich in seinem Beisein die Briefe und wir lasen sie gemeinsam. Über zwei unmoralische Angebote machten wir uns zusammen lustig und warfen sie gleich weg. Einen dritten Brief habe ich aus anderen Gründen auch gleich zerrissen. Nur ein Brief hat mich wirklich angesprochen. Er war von einem Mann. Sehr ehrlich und sachlich geschrieben. Außerdem mit Angabe von Namen und Adresse. Diesen Brief nahm ich mit nach Hause um ihn zu beantworten. Ich habe dann ganz ehrlich meine neue Situation geschildert und dass ich unter diesen Umständen nicht mehr daran interessiert bin, mich eingehend mit Trennungsproblematiken zu beschäftigen, mich aber trotzdem, wenn er Antworten möchte, sehr freuen würde. Damit zog ich mir gleich den Unmut meines Mannes zu, dem es lieber gewesen wäre, wenn ich diesen Brief auch gleich vernichtet hätte. Aber immerhin zeigte er dann doch Verständnis, dass ich diesen netten Mann eine Antwort schuldig war. In den nächsten Wochen verlief unsere Ehe aus meiner Sicht sehr friedlich und harmonisch. Wir verwöhnten uns gegenseitig in jeder Beziehung. Ich arbeitete jetzt nicht mehr ganz so viel, trotzdem waren gemeinsame Zeiten wegen unserer unterschiedlichen Arbeitszeiten eher selten. Umso mehr freuten wir uns, wenn wir Zeit füreinander hatten und genossen unsere Nähe. Natürlich gab es auch Reibereien und Meinungsverschiedenheiten.
Der Briefkontakt zu diesem Mann ist nicht abgebrochen. Wir haben uns weiterhin ein bis zweimal im Monat geschrieben, weil wir merkten, dass wir uns viel zu erzählen hatten und ein bisschen die gleiche Wellenlänge hatten. Dieser Austausch war absolut harmlos, zurückhaltend und freundschaftlich.

Der Mann hatte in keinster Weise andere Interessen an mir als diesen harmlosen Briefkontakt. Und ich an ihm natürlich auch nicht. Es waren einfach nur anregende Gespräche. Vielleicht war Dieter eifersüchtig, weil er sich in dieser Weise nicht mit mir unterhalten konnte. Vielleicht konnte er sich aber auch nur nicht vorstellen, dass nicht jeder Kontakt irgendwann im Bett landet. Das war immer wieder ein Streitpunkt. Dieter wollte, dass ich es beende. Ich habe mich geweigert diesen Kontakt abzubrechen nur, weil er nicht genügend Selbstbewusstsein hat, um da drüber zu stehen. Ein anderes, kontroverses Thema war, wie schon immer, die Kinder. Auch da kamen wir nie zu einer Einigung. Außerdem gefiel es ihm nicht, dass ich abends so oft unterwegs war. Es kam schon mal vor, dass ich dreimal in der Woche irgendwelche Verabredungen oder feste Termine hatte. Dafür war ich ein anderes Mal zwei Wochen am Stück zu Hause. Ich hatte auch keine Lust, alle Kontakte jetzt wieder abzubrechen und mich zurückzuziehen, nur, weil mein Mann wieder bei mir war. Wir hatten trotzdem noch genügend Zeit für einander.

Das sind meiner Meinung nach alles Dinge, die eine stabile Ehe nicht erschüttern können. Aber unsere Ehe war eben nicht stabil. Sie war aufgebaut aus rosaroten Zukunftsträumen. Und geträumt habe ich sehr viel in der ersten Zeit unseres neuen Zusammenseins. Ich habe davon geträumt mit meinem Mann alt zu werden. Ich habe mir viele schöne Dinge ausgemalt, die wir noch zusammen erleben. Ich hatte Phantasien von verrückten Sachen die wir zusammen machen könnten. Ich hatte auch erotische Träume. Sachen, die uns beiden Spaß machen würden. Und ich hatte viele zärtliche Kosenamen für ihn. Aber ich habe alle diese Dinge nie ausgesprochen. Ich war noch nicht soweit und ich hatte zu viel Angst vor Enttäuschung und Schmerz. Dieter hat auch oft von seinen Wünschen, Träumen und Vorstellungen gesprochen. Aber wir sind uns nie wirklich nah gekommen. Wir konnten manchmal zusammen träumen, aber diese Träume nicht zusammen leben.
Nach ca. drei Monaten ging es langsam und zuerst ganz unmerklich wieder bergab. Wir hatten uns nicht mehr viel zu sagen, die Zärtlichkeit ließ nach und Langeweile machte sich breit. Die wenigen Gespräche die wir hatten, verliefen nicht mehr so liebevoll und

endeten wieder in gegenseitigen Schuldzuweisungen. Dieter fing auch wieder an alleine wegzugehen, ließ mich abends oft alleine ins Bett gehen und blieb auf der Couch vor den Fernseher liegen. Jeder hat auf den anderen gewartet. Wir beide dachten, jetzt muss doch vom anderen Mal was kommen was uns rettet, was uns rausreißt aus dieser Lage. Jeder hat sich wieder mehr und mehr in sich verschlossen. Ich kam jetzt mit all dem überhaupt nicht mehr klar. Nach dem Hochgefühl der letzten Wochen jetzt wieder dieser Zusammenbruch. Mir ging es sehr schlecht. Ich hatte starke körperliche Beschwerden und es fiel mir sehr schwer zur Arbeit zu gehen und meinen kleinen Haushalt zu bewältigen. Da war auch noch Alexander, auf den man immer aufpassen und jeden Morgen mit nervenaufreibender Anstrengung aus dem Bett schmeißen musste. Es gab jetzt manchmal Abende, da trank ich zu viel. Nicht sehr oft und auch nie so viel, dass ich betrunken wurde. Immer gerade so viel, dass die Angst und die Schmerzen etwas betäubt wurden. Dieter musste plötzlich dreimal in der Woche seinen Bruder besuchen gehen. In seinem Handy, das mich lange Zeit nicht interessiert hatte, tauchten plötzlich wieder Frauennamen auf. „Alles ganz harmlos." Ich war depressiv und weinte viel und ich merkte, da komme ich alleine nicht wieder raus. Ende April nahm ich das Branchenfernsprechbuch und suchte nach Nummern von Psychotherapeuten. Dieter fragte, „Was soll denn das bringen? Was haben die mit unseren Problemen zu tun? Nimm doch das Leben einfach mal ein bisschen lockerer und schaff deinen Brieffreund ab, dann kann ich mich auch bei dir wohlfühlen und dann schaffen wir das auch. Und hör auf, mein Handy zu kontrollieren. Das, was da drinsteht hat alles nichts zu bedeuten."

Danke, für Deine Hilfe mein geliebter Mann!

Nach langem Suchen fand ich eine Therapeutin ganz in meiner Nähe, die ihre Praxis erst neu eröffnet hatte und deshalb noch keine Wartezeiten von sechs Monaten und mehr hatte. Wir vereinbarten fünf Probetermine und ich fühlte mich sofort wohl bei ihr. Sie hatte eine sehr angenehme Ausstrahlung. Ich war anfangs etwas zurückhaltend, konnte mich aber in der dritten Stunde schon sehr gut öffnen und hatte endlich mal die Möglichkeit meinen ganzen Ballast loszuwerden. Aber es war schon zu spät. Ich hatte schon wieder zu viel in mich hineingefressen. In der Nacht zum 3. Juni 2000 wurde ich mit starken Bauchschmerzen wach. Ich lag wieder mal alleine im Bett, Dieter vor dem Fernseher. Die Stimmung am Abend war sehr übel gewesen. Ich lief eine halbe Stunde im Flur auf und ab. Ich wollte nicht ins Wohnzimmer, wollte ihn nicht sehen, aber die Schmerzen wurden immer schlimmer und so musste er mich zum Notarzt fahren. Der konnte zunächst nichts finden, aber als er erfuhr, dass ich schon zwei Darmverschlüsse hatte, mussten wir sofort ins Krankenhaus. Dort wurde ich drei Tage lang auf den Kopf gestellt und bekam nichts zu essen. Es entstanden unter den Ärzten Meinungsverschiedenheiten über die Diagnose. So kam ich in ein größeres Krankenhaus und wurde noch mal untersucht. Am 6. Juni entschlossen sich die Ärzte zu einer Darmoperation. Sie sagten nachher es wäre kurz vor zwölf gewesen. Teile des Darms waren stark entzündet und perforiert gewesen. Es hätte nicht mehr lange gedauert und er wäre geplatzt. Also hatte ich mal wieder großes Glück gehabt. Auch deshalb, weil es kein Darmkrebs war, wie bei den meisten meiner Zimmergenossinnen und weil ich knapp an einem künstlichen Ausgang vorbeigekommen bin. Dieter saß an meinem Bett als ich aus der Narkose aufwachte und auch, als ich auf der Intensivstation zur Überwachung lag. Für den Moment war erst mal alles andere vergessen.

Aber so einfach, wie es zuerst aussah war es dann doch nicht. Als ich aus der Narkose kam, blieb mein rechtes Bein taub. Die Ärzte sagten, kein Grund zur Besorgnis, das kann schon mal vorkommen. Morgen müsste es besser werden. Aber es wurde nicht besser, im Gegenteil, es war eine Nervenlähmung und wurde von Tag zu Tag schlimmer. Ich konnte gar nicht mehr laufen und Dieter fuhr mich im Rollstuhl spazieren. Es wurden noch mal viele Untersuchungen durchgeführt, aber keine Ursache gefunden. Es konnte ein OP-Fehler sein oder Folge einer falschen Lagerung. Vielleicht auch eine seelische Geschichte. Für mich war das zweitrangig, ich wollte wieder laufen und machte jeden Tag fleißig meine Übungen, entweder allein oder mit einem Krankengymnasten. Dieter hat mich jeden Tag besucht, sich um meine Wäsche gekümmert und mit mir Laufübungen gemacht. Es tat gut ihn an meiner Seite zu haben. Es war für ihn eine stressige Zeit mit Arbeit, Haushalt, Alexander und täglich 90 km zum Krankenhaus und zurück. Außerdem hatte er ja wohl damals auch schon wieder eine Freundin, die sicher auch noch was von ihm haben wollte. Aber das wusste ich ja da noch nicht. Und das, was ich hätte wissen können, wenn ich aufmerksamer gewesen wäre, habe ich verdrängt. Nach vier Wochen war ich soweit, dass ich ein paar Schritte ohne fremde Hilfe gehen konnte. Am nächsten Tag sollte ich entlassen werden. Glücklich rief ich zuhause an. Am nächsten Morgen nach dem Frühstück humpelte ich an Wänden und Betten entlang und packte meine Sachen. Ich wollte fertig sein, wenn Dieter kommt und nichts wie raus hier. Als er dann klopfte und ins Zimmer kam war ich wahnsinnig erleichtert und wollte nur noch raus hier. Ich kann mich noch erinnern, dass ich ihn anlächelte, ihm eine Tasche in die Hand drückte, mich von den anderen Frauen verabschiedete und an seinem Arm das Zimmer verließ. Draußen merkte ich sofort, dass mit ihm was nicht stimmte. Er sprach nicht mit mir, gab mir nur sehr wortkarg Antwort und machte ein sehr mürrisches Gesicht. Ich sollte ein paar Tage später zur Reha und hatte aus diesem Grund im Krankenhaus noch einige Dinge zu regeln.

Dieter war die ganze Zeit an meiner Seite, hielt mir hilfreich seinen Arm hin, trug die Koffer und fragte immer wieder: „Geht's noch?" Aber er zog sich immer mehr in sich zurück. Diesen Gesichtsausdruck an ihm kannte ich sehr gut, konnte es mir aber nicht erklären. Als wir im Auto saßen und das Krankenhaus hinter uns ließen, konnte ich mich endlich ein bisschen entspannen. Ich sprach ihn auf sein Verhalten an, wollte wissen was los ist. Erst druckste er nur rum, sagte es sei nicht so wichtig und dann plötzlich sagte er: „Ich finde es nicht schön wie du mich behandelst. Ich freue mich, dass ich dich endlich nach Hause holen kann und krieg zur Begrüßung noch nicht mal einen Kuss von dir. Daran merke ich wie unwichtig ich dir bin." Ich konnte es gar nicht glauben und ich muss ihn ziemlich blöd angeguckt haben. „Das ist alles? Das ist dein ganzes Problem!!??" Offensichtlich war es für ihn ein großes Problem. Er sagte, ich wüsste doch wie wichtig ihm solche Dinge wären und wenn ich es nicht für nötig hielt ihm in diesem kleinen Gefallen zu tun, könnte er daran erkennen wie egal er mir sei. Ich gab ihm zur Antwort, dass ich mich wahnsinnig gefreut hatte endlich wieder einigermaßen gesund aus diesen Krankenhaus zu kommen. Vor über vier Wochen ging ich mit Bauchschmerzen zum Arzt nach viereinhalb Wochen kam ich mit einer Darm - OP und einem lahmen Bein wieder heim. Ich wollte einfach nur erst mal dort raus. Ich habe mich gefreut ihn zu sehen, hatte in der Aufregung und Vorfreude aber nicht an einen Kuss gedacht. Das reichte ihm aber offensichtlich nicht. Er könne mich zwar verstehen, trotzdem war ihm die Begrüßung im Krankenzimmer nicht herzlich und liebevoll genug. Über dieses Thema stritten wir während der ganzen Heimfahrt. Aber dadurch wurde es auch nicht besser. Die Stimmung war verdorben. Zuhause angekommen lag er für den Rest des Tages auf dem Sofa und beachtete mich nicht. Ich weiß nicht, ob das sein einziges Problem war oder ob er noch anderen Stress hatte, von dem ich nichts wusste. Die nächsten Tage versuchten wir uns zu vertragen. Dieter war sehr hilfsbereit, aber ich versuchte so viel wie möglich alleine zu machen. Ich wollte, dass sich meine Beinmuskeln möglichst schnell wiederaufbauen.

Dann packte ich meine Koffer und Dieter fuhr mich in die Rehaklinik. Sie war nur wenige km von uns entfernt in dem gleichen Ort, in dem Alexander seine Ausbildung machte. Dieter kam mich ab und zu besuchen. Auf meinen Wunsch hin aber nicht oft. Ich wollte mal wieder ein bisschen Ruhe zum Abschalten. Auch dort hatte ich wieder viele Untersuchungen und Anwendungen. Außerdem lernte ich ein paar nette Leute kennen und so kam ich Gott sei Dank nicht viel zum Nachdenken. Am letzten Tag hatte ich ein Abschlussgespräch mit der Ärztin. Sie schaffte es innerhalb kurzer Zeit, dass ich wieder am Boden zerstört war. Sie sagte, ich solle mich von den kleinen Erfolgen nicht täuschen lassen. Es wären noch einige komplizierte, schmerzhafte und nicht ganz ungefährliche Untersuchungen und Therapien nötig. Und selbst dann wäre nicht garantiert, dass das Bein jemals wieder voll funktionsfähig sein würde. Völlig geknickt und demoralisiert, ging ich meine Tasche holen. Ich kam gerade zur Tür raus, als Dieter in den

Hof gefahren kam. Ich verabschiedete mich noch lächelnd von allen Leuten die in der Raucherecke standen und dann setzte ich mich ins Auto, vergaß auch nicht meinen Mann mit einem Kuss zu begrüßen. Als wir losfuhren versagten meine Nerven, ich fing an zu weinen. Er fragte, was ist los mit dir? Ich erzählte ihm von dem Gespräch mit der Ärztin. Seine Reaktion verletzte mich sehr tief. Er sagte in einem ärgerlichen, ungeduldigen Ton so etwas wie: Das kann doch nicht wahr sein, dann hört das ja immer noch nicht auf mit den Krankenhäusern und den unfähigen Ärzten! Kein Mitgefühl, kein Trost oder Verständnis für mich. Nichts von alldem, was ich im Moment am dringendsten von ihm gebraucht hätte. Ich bin alles andere als ein wehleidiger Mensch, mag es auch nicht, wenn man mich bemitleiden will, aber in diesem Augenblick hätte ich dringend ein bisschen Trost gebraucht. Und wenn es nur seine Hand auf meiner Schulter gewesen wäre. Und wieder stritten wir während der Heimfahrt. Dieter hatte mich in einer Arbeitspause von der Klinik abgeholt und ich war froh als er gleich wieder fuhr, nachdem er mich zu Hause abgesetzt hatte.

Ich war danach noch drei Wochen krankgeschrieben. Ende August habe ich mit einer stufenweisen Wiedereingliederung angefangen zu arbeiten und Mitte Oktober habe ich dann wieder voll gearbeitet. Etwa auch zu diesem Zeitpunkt war unsere Ehe wieder mal am Ende. Wir hatten nur noch ein paar sinnlose Gespräche und Dieter gab sich immer weniger Mühe seine damalige Beziehung zu verheimlichen. Eine junge Frau, zwei kleine Kinder, verheiratet mit dem Briefträger, der uns die Post brachte und mir heute noch bringt. Er zog aus dem Schlafzimmer aus, schlief auf der Couch und ging auf die Suche nach einer Wohnung. Mir ging das alles zu langsam. Ich habe ihn immer wieder gedrängt sich mit der Wohnungssuche zu beeilen. Es wurde für mich unerträglich, neben dem Mann her zu leben, den ich immer noch liebte und der, aus mir unerklärlichen Gründen, immer noch der Mann meiner Träume war. Er fand keine vernünftige Wohnung. Nicht zuletzt deshalb, weil er in dem Ruf stand nicht, sehr zuverlässig zu sein und hochverschuldet war. Sein Bruder stellte ihm dann ein Zimmer in seiner Wohnung, ein paar km von hier, zur Verfügung. Ich weiß noch, dass wir das Weihnachtsfest 2000 zusammen verbracht haben. Die Tage, nicht die Nächte. Was ich nicht mehr genau weiß ist, wann er ausgezogen ist. Vor oder nach Weihnachten. Ich habe überhaupt keine Erinnerung mehr an seinen Auszug.

Die Sache mit meinem Bein wurde dann doch nicht so dramatisch. Ich wollte erst mal abwarten. Außerdem hatte ich das Gefühl, ich bekomme das alleine wieder hin. Ich habe regelmäßig Krankengymnastik gemacht. Bin viel gelaufen und Fahrrad gefahren, um meine Beinmuskeln zu stärken. Nach einem halben Jahr hatte ich es geschafft! Mein Bein ist zwar nicht Hundertprozent wiederhergestellt und es gibt ein paar Dinge die mir schwerfallen, wie zum Beispiel rennen, bergauf laufen oder aus dem Stand hochspringen, aber damit kann ich leben. Mir wurde damit eine 30% ige Schwerbehinderung anerkannt.
Dass ich das ganze einigermaßen heil überstanden habe, verdanke ich zu einem großen Teil meiner Therapeutin.

Nachdem ich aus der Kur zurückkam, hat mir die Krankenkasse 50 Gesprächsstunden genehmigt. Es gab Wochen, da habe ich mich nur von einer Therapiestunde zur anderen gehangelt. Frau F... hat mich immer sehr gut aufgefangen. Obwohl es am Anfang schon sehr hart für mich war, all diese Dinge anzusprechen, mir von ihr einen Spiegel vorhalten zu lassen und auch mal in der Tiefe zu forschen. Ich habe jetzt drei Jahre Gesprächstherapie hinter mir und es hat mich davor bewahrt nicht ganz verrückt zu werden.

Es war jetzt Anfang 2001 und Dieter war ausgezogen. Und mit ihm all seine Indianerfiguren, Adler und alle seine Bilder von den Wänden. Ich bin tagelang durch die Wohnung gelaufen und habe alle seine Spuren vernichtet. Jedes Geschenk, jede Deko, die er angeschafft hatte und all die liebevoll geschriebenen Karten, die er mir mitgebracht hatte, habe ich weggeworfen. Alles, was mich an ihn erinnerte landete im Mülleimer. Das war meine Art damit fertig zu werden. Wenn ich abends ins Schlafzimmer ging bekam ich Magenschmerzen. Ich habe dann meinen Sohn beauftragt mein Schlafzimmer neu zu streichen. Vorher waren meine Wände Mitternachtsblau, jetzt hatte ich ein helles, freundliches Gelb. Ich habe alles, außer den Möbeln, die mal sehr teuer waren, ausgetauscht. Lampen, Gardinen, Teppich, sogar die Dekoration auf den Regalen. Und neue Bettwäsche habe ich mir auch gekauft. Es war jetzt ein vollkommen anderes Zimmer. Jetzt war es wieder „mein" Zimmer. Und damals war ich fest davon überzeugt, dass mein Mann dieses Zimmer nie mehr betreten wird. Meine rechte Hand hätte ich mir dafür abgehackt.

Meine finanzielle Situation sah jetzt auch nicht mehr so rosig aus. Ich konnte und wollte nicht mehr so wahnsinnig viel arbeiten. Die Schulden abzutragen war sowieso nur ein Tropfen auf dem heißen Stein gewesen. Ich schrieb also wieder alle Gläubiger an und stellte meine Zahlungen ein. Sie versuchten natürlich alle zu pfänden, aber da mein Gehalt nicht so hoch war hatten sie Pech.

Es war noch einmal eine harte Zeit als viele böse Briefe kamen und bei meinem Chef die Pfändungen einliefen. Aber auch das ging vorbei. Ich kam jetzt gerade so aus mit meinem Geld, musste mich aber sehr einschränken. Urlaub war nicht mehr drin und Klamotten kaufte ich schon lange zum größten Teil auf dem Flohmarkt. Ich versuchte mir einzureden, dass es mir gut geht und eigentlich konnte ich mich ja auch gar nicht beklagen. Ich hatte die OP gut überstanden und konnte wieder arbeiten gehen. Es hätte viel schlimmer kommen können. Ich hatte immer noch eine gemütliche Wohnung, genug Geld zum Leben, ich hatte Freunde und mit meinen Kindern hätte es auch schlimmer kommen können. Sie hielten sich tapfer. Aber es ging mir nicht gut. Ich konnte mein Leben nicht mehr genießen. Ich konnte auch meine heißgeliebte Wohnung nicht mehr genießen. Musik, Spaziergänge, Begegnungen mit lieben Menschen, Familienfeiern, alles hatte seine Farbe und seinen Glanz verloren. Ich merkte immer mehr wie ich nur noch funktionierte. Ich hatte immer dieses schlimme halbe Jahr vor Augen, damals als Kerstin vier Jahre alt war und ich völlig zusammengeklappt bin. Damals hatte ich mir geschworen, so etwas wird mir nie wieder passieren. Ich merkte wie ich wieder kurz davor stand. Deshalb kämpfte ich jeden Tag dagegen an. Jeden Morgen redete ich mir ein, Doris es geht dir gut, du schaffst das. Ich knallte mir meinen Terminkalender voll mit

Verabredungen und Terminen, nur um nicht zu Ruhe und zum Nachdenken zu kommen. Denn der Gedanke, dass mein Mann jetzt endgültig für mich verloren war machte mich wahnsinnig. Die Vorstellung, Dieter nie wieder in meinem Leben zu haben, war kaum auszuhalten.

Meine Kinder sagten: „Mama jetzt hast du es ja hoffentlich endgültig kapiert, dass der Papa sich nicht mehr ändert. Das hast du nicht nötig. Lebe dein eigenes Leben, dann geht es dir besser." Ich wollte es versuchen und hoffte mit der Zeit werde ich es lernen. Ich bekam von allen Seiten den Rat, mir doch jetzt endlich mal einen Freund zu suchen. Das würde mich ablenken und so würde ich auch von Dieter loskommen.

Wenn ich wegging fragten meine Kinder jedes Mal hoffnungsvoll: Wie heißt er? Aber ich war weit entfernt davon einen anderen Mann in mein Leben zu lassen.

Meine Kinder hatten häufig Kontakt mit ihrem Vater und erzählten viel von ihm. Zum einen, weil sie nicht klar kamen mit seinem Verhalten (vor allem Alexander), zum anderen vielleicht auch, damit ich nicht wieder auf die Idee kam, es könnte doch noch mal was werden. Er hatte immer noch seine junge Freundin, die übrigens so alt war wie Kerstin und die ihn jetzt auch in seinem neuen zuhause besuchte. Gleichzeitig hatte er noch eine andere Freundin und auch die beiden besuchten sich gegenseitig. Die Kinder sagten, man sieht den Papa nur noch mit seinem Handy in der Hand. Er vertelefonierte und verSMSte hunderte von Mark im Monat mit seinen Frauen. Außerdem ging er wieder viel tanzen. Seine Kinder nahmen ihn in dieser Zeit wahr, als einen Mann, der total neben sich stand, nur noch ausgehen und Frauen im Kopf hatte. Einerseits wollte ich das alles gar nicht hören, denn so würde ich nie Abstand finden, aber ich schaffte es auch nicht zu sagen: Lasst mich damit in Ruhe, ich will es nicht wissen. Ich wollte auch Alexander, den das alles sehr belastete, nicht die Möglichkeit nehmen darüber reden zu können.

Im März 2001 war ich mit einer Bekannten auf dem Ostermarkt. Plötzlich sah ich meinen Mann mit einer hübschen, dunkelhaarigen Frau an einer Würstchenbude sitzen. Mir schlug das Herz bis zum Hals und ich wusste plötzlich, ganz egal was dieser Mann treibt, ich

liebe ihn immer noch und das wird sich auch wohl so schnell nicht ändern. Kurz darauf kam Alexander abends zu mir ins Wohnzimmer. Ich merkte, er hat was auf dem Herzen. Er erzählte mir: „Ich komme gerade von Papa. Er hat mich gar nicht richtig zur Kenntnis genommen. Er war schon wieder fertig zum Ausgehen und hat mich im Vorbeigehen gefragt, ob ich ihm ein bisschen Geld leihen kann. Dann sagte er: „Tschüss Alexander – und komm doch mal wieder vorbei." Weg war er. So oder so ähnlich wäre es in letzter Zeit schon öfter gewesen. Alexander war an diesem Abend tief enttäuscht und verletzt.
Er sagte, Günter (der Bruder meines Mannes) hätte anschließend lange mit ihm geredet und wieder ein bisschen aufgerichtet. Ich versuchte ihn auch ein bisschen aufzubauen. Dann gab ich ihm den Rat, doch mal offen und in Ruhe mit seinem Vater zu reden. Alexander sagte: „Das habe ich schon versucht, es hat keinen Zweck. Du weißt doch wie Papa ist. Er versteht nichts, verharmlost alles und fährt mir über den Mund. Ich will nicht alleine mit ihm reden. Da müsste schon jemand dabei sein." Ich wollte meinen Mann eigentlich nicht sehen, aber ich sah die Not meines Sohnes und so machte ich ihm den Vorschlag, dass er seinen Vater zu einem Gespräch hierher einladen soll. Günter und Caro sollten auch kommen. Wir würden uns aber raushalten und nur eingreifen, wenn Alexander alleine nicht mehr weiterkommt. So trafen wir uns ein paar Tage später in meinem Wohnzimmer. Und es kam auch so wie Alexander befürchtet hatte. Dieter war nicht in der Lage auf die Probleme seines Sohnes einzugehen. Er fühlte sich in die Ecke gedrängt und fing sofort an sich zu verteidigen. Aber wir waren da, um das aufzufangen und Alexander den Rücken zu stärken. Zum Schluss lagen sich Vater und Sohn weinend in den Armen. Alexander sagte später, es hätte ihm gutgetan das mal alles loszuwerden, aber er hätte nicht die Hoffnung, dass sein Vater es wirklich verstanden hätte. Nachdem Dieter und ich uns wiedergesehen hatten, blieben wir natürlich in Kontakt. Wir trafen uns ab und zu zum Kaffee und machten sonntags wieder Flohmärkte zusammen. Dieter erzählte, er hätte vor, mit seiner Freundin Michaela Schluss zu machen und die Beziehung mit dieser anderen Frau, mit der ich ihn auf dem Ostermarkt gesehen hatte und die ja sowieso nur platonisch gewesen sei, wolle er auch

beenden. Außerdem merkte er, dass es ihm nicht mehr so viel bringt ständig abends wegzugehen. Er hätte vor, mal etwas kürzer zu treten und sich mehr auf sich, seine Arbeit und seine Kinder zu konzentrieren. Wir hatten für kurze Zeit wieder einen entspannten Umgang miteinander. Ich glaube, wir haben auch wieder ein paar Mal miteinander geschlafen.

In Dieters neuem zuhause war ich nie gewesen. Sein Bruder hatte zwei Pitbulls, vor denen ich Angst hatte. Das wusste Dieter. Vielleicht war das der Grund, warum er öfter mal sagte: „Ich bin fast jeden Abend zuhause und eine Freundin habe ich nicht mehr. Komm doch einfach mal bei mir vorbei. Ich würde mich freuen. Ich habe nichts mehr zu verbergen. Wenn du Lust hast, setz dich einfach ins Auto und komm. Du brauchst dich nicht vorher anzumelden." Vielleicht hat er es gesagt, weil er wusste, dass ich sowieso nie komme. Vielleicht wollte er aber auch, dass ich mal unangemeldet auftauche und merke, dass er mich wieder belügt. Denn wie ich später erfahren habe, hat er zu dieser Zeit nicht nur eine Frau in seinem Bett gehabt.
Er hat viele Dinge immer so offensichtlich gemacht, dass ich sie rausfinden musste. Manchmal glaube ich, es war ihm gar nicht so recht, dass ich immer alles hingenommen und verziehen habe. Vielleicht wollte er, dass ich ihn mal endgültig zum Teufel jage und er auf diese Art und Weise aus unserer ungesunden Beziehung rauskommt.

Im Sommer hatte ich Urlaub und hab viel Zeit mit Caro verbracht. Manchmal haben wir uns zum Spaziergang mit ihrem Hund verabredet. Unser Verhältnis hat sich etwas entspannt und wir haben viel geredet in dieser Zeit. Ab und zu sprach sie davon, dass sie von ihrem Leben langsam die Nase voll habe. Sie war noch nicht soweit, dass sie was hätte ändern können, aber immerhin wurde ihr langsam bewusst, dass es nicht ewig so weitergehen konnte. Bei Caro hatte einige Wochen zuvor für kurze Zeit ein Mädchen gewohnt. Sie war 20 Jahre alt, hatte zwei Kinder und war Alkohol- und Tablettenabhängig. Sie wusste nicht wohin, also hatte Caro sie bei sich wohnen lassen. Aber sie merkte nach kurzer Zeit, dass das keine gute Idee war. Caro sagte, die zieht mich wieder runter, außerdem kommt sie manchmal nachts mit irgendwelchen Typen an, die sie dann mit ins Bett nimmt.

Auf einem unserer Spaziergänge sprachen wir wieder von diesem Mädchen. Caro hatte sie inzwischen rausgeschmissen. Sie erzählte mir, dass ihr Vater neulich nachts mit diesem Mädchen im Arm und einer Weinflasche in der anderen Hand bei ihr aufkreuzte und sie hätten in der Wohnküche gesessen. Sie sagte: „Der Papa hat sich vollkommen unmöglich benommen, hat immer wieder den Arm um sie gelegt und sie zum Trinken animiert." Ich habe zuerst gar nicht registriert, was sie da sagte. Wir hatten schon viel erlebt mit Dieter, aber ich glaube unser Verstand weigerte sich zu begreifen, was da abging. Selbst Caro, die es miterlebt hatte, weigerte sich zu begreifen, was das bedeuten könnte. Ich weiß noch, dass wir uns sehr vorsichtig mit diesem Thema beschäftigten, denn wir hatten Angst vor der Wahrheit. Irgendwann fragte ich Caro: „Wo wohnt Karin denn überhaupt jetzt?" Caro sagte: „So viel ich weiß bei Papa und Günter." „Und wo schläft sie da? Die haben doch gar nicht so viel Platz."

Erst als diese Sachen alle laut ausgesprochen waren, wurde uns der ganze Wahnsinn bewusst. Caro sah mich total entsetzt an: „Nein Mama, das kann nicht sein, das darf nicht sein. Karin ist nur ein Jahr älter als Alexander. Das ist doch mein Papa. Wenn das aber wirklich stimmt, dann habe ich einen Vater gehabt!"

Wir gingen in Caros Wohnung und riefen Günter an. Er solle bitte mal vorbeikommen, wir wollten was klären. Ich war so nervös und mit den Nerven runter, dass ich Caro in die gegenüberliegende Tankstelle schickte um zwei Flaschen Sekt zu holen. Als Günter kam, hatte ich schon ein paar Gläser getrunken. Er wusste irgendwie sofort, um was es ging, noch bevor wir etwas sagen konnten. Die beiden Brüder lieben sich sehr und hauen sich nicht gegenseitig in die Pfanne. Aber ich glaube, das war selbst Günter zu viel und er war froh, dass es endlich ans Licht kam. Er erzählte sehr ehrlich was da schon seit längerem los war. Karin wohnte bei ihnen und schlief mit Dieter in seinem Bett. Es war auch immer genügend Wein für sie vorrätig.

Außerdem gab es diese Michaela auch immer noch und es kam vor, so erzählte uns Günter, dass Dieter mit Karin aus seinem Zimmer auftauchte, sie aus der Wohnung schickte und im Bad verschwand um sich für den Besuch von Michaela vorzubereiten. Ich hatte inzwischen die zweite Flasche Sekt aufgemacht und stand wie unter Schock. Ganz überraschend platzte Dieter in dieses Treffen und später kam auch noch Alexander dazu. Caro war einem Nervenzusammenbruch nahe. Sie weinte und sagte immer wieder ganz verzweifelt: „Du bist doch mein Papa." Dann beschimpften wir ihn als dreckiges Schwein. Alexander konnte gar nichts sagen. Er weinte herzzerreißend und konnte sich gar nicht mehr beruhigen. Auch Günther und Dieter lagen sich schluchzend in den Armen. Ich hatte inzwischen die zweite Flasche Sekt getrunken, habe mich ausgiebig über Caros Spülbecken erbrochen und lag dann betrunken und wie bewusstlos auf dem Sofa. Meine Kinder erzählten mir später, dass auch Dieter ziemlich fertig war. Irgendwie haben sie es wohl noch fertiggebracht in Ruhe über alles zu reden. Dieter hat dann bei mir auf dem Sofa gesessen und mich gestreichelt und ich hätte ihn beschimpft und gesagt, er soll mich nicht anfassen sonst wird mir schlecht. Aber von alldem weiß ich nichts mehr. Als ich irgendwann zu mir kam, tranken wir noch einen Kaffee und Dieter hat mich nach Hause gefahren.
Karin war kurz darauf verschwunden, Caro sagte sie wäre wohl in einem Mutter-Kind-Heim untergekommen. Und die Beziehung zur Michaela hat auch nicht mehr lange gedauert. Wie ich die nächsten Wochen rumgebracht habe weiß ich nicht mehr, aber ich war froh, dass ich in dieser Zeit meine Therapeutin hatte.

Ende August 2001 ging ich zum Anwalt um die Scheidung einzureichen. Als ich dann beim Anwalt saß merkte ich plötzlich, ich will mich gar nicht wirklich scheiden lassen, ich will meinen Mann behalten. Irgendwie muss es doch noch einen Weg für uns geben. Ich erzählte in Kurzform unsere Geschichte, saß da und wusste nicht was ich machen sollte. Mein Anwalt war sehr geduldig mit mir.
Er machte mir schließlich den Vorschlag meinem Mann einen Brief zu schreiben, indem er ihm erklärte, dass ich beschlossen hätte die Scheidung einzureichen, aber unter bestimmten Voraussetzungen

mit einem Versuch unsere Ehe zu retten einverstanden wäre, nämlich, das Dieter sich damit einverstanden erklärte sich einer Therapie zu unterziehen. Wenn ich heute darüber nachdenke, weiß ich wie schwachsinnig es war, meinem Mann einen solchen Vorschlag zu machen. Aber damals habe ich nach jedem Strohhalm gegriffen. Überhaupt war nach ganz kurzer Zeit die Verzweiflung, die mich damals überkam, wieder vergessen. Ich weiß noch, dass ich damals geschworen habe, wenn meine Kinder mit dieser Karin-Geschichte nicht fertig werden, wenn sie darunter leiden, wird er seines Lebens nicht mehr froh. Aber sie gingen ziemlich schnell wieder zur Tagesordnung über. Als Dieter den Brief vom Anwalt bekam, kam er ziemlich entrüstet zu mir. Wir haben uns auf meinem Balkon sehr lange und ruhig unterhalten. Dieter war zu vielem bereit, aber nicht zu einer Therapie. Schon gar nicht unter Druck. Ich liebte meinen Mann sehr, hatte trotz allem was in den letzten 30 Jahren vorgefallen war, immer noch ein sehr warmes Gefühl für ihn. Er war – und ist es heute noch – ein besonderer Mensch für mich. Vielleicht liegt es daran, dass ich einer der wenigen Menschen bin, die ein bisschen hinter seine Fassade sehen konnten. Ich habe jedenfalls immer das Gefühl, es steckt viel mehr in ihm, als er raus lassen, als er zeigen kann. Vielleicht liegt es auch daran, dass er mir etwas geben kann, was mir bisher kein anderer Mensch geben konnte. Und vielleicht bin ich nicht die Frau, bei der er sich entfalten und aus sich rausgehen kann. Vielleicht habe ich aber auch einfach nur einen Schaden in einer Hirnwindung und bilde mir das alles nur ein. Dieter machte natürlich keine Therapie und ich reichte natürlich keine Scheidung ein. Wir kamen uns langsam wieder näher und verbrachten wieder Weihnachten und Silvester zusammen.

Mich haben die letzten Monate so mitgenommen, dass es mir schwer viel arbeiten zu gehen. Ein Arzt riet mir eine Kur einzureichen. Übrigens die erste in meinem Leben. Anfang Januar 2002 bekam ich Bescheid, dass mir die Kur bewilligt wurde. Am 23. Januar ging es los. Ich kam in ein idyllisches Städtchen in Westfalen. Gleich am ersten Tag hörte ich um mich herum nur Gespräche von aufgestylten Weibchen, die nur davon handelten, wer mit wem heute Abend wo tanzen geht und wer mit wem gestern

Abend zu eng getanzt habe. Na prima, dachte ich. Genau das, was ich jetzt brauche. Wenn die hier alle so sind, werde ich meine Kur wohl alleine verbringen. Von Tanzlokalen, in denen sich Kurspatzen anbaggern ließen, hatte ich durch meinen Mann erst mal die Nase voll. Ich habe dann aber am zweiten Abend ein paar nette Leute kennengelernt, die daran kein Interesse hatten. Wir haben eine sehr vergnügliche Zeit verbracht und ich habe seit langer Zeit mal wieder richtig lachen können. Ich telefonierte jeden Abend mit Dieter und war mir ganz sicher, dass ich mich nicht von ihm trennen will. Ich brauchte ihn und wollte immer noch nicht einsehen, dass ist nicht noch eine Chance für uns gab. Vielleicht hätten wir eine ernsthafte Chance gehabt, wenn wir mit unserem ganzen Mist nicht immer alleine dagestanden und es mal mit einer guten Eheberatung versucht hätten. Wieder zuhause war ich wieder mit Dieter zusammen. Es war keine Ehe mehr. Nicht mal mehr eine richtige Beziehung. Wir wollten nur einfach beide nicht loslassen, wir waren einfach nicht in der Lage der Realität ins Auge zu sehen. Wir wollten uns, wollten die schönen Gefühle, die wir trotz allem noch geben konnten, nicht verlieren. Mir wurde damals zum ersten Mal bewusst, dass ich regelrecht in Panik gerate bei dem Gedanken, meinen Mann zu verlieren. Und in solchen Momenten vergaß ich alles, was er mir angetan hatte. Wir fingen sehr vorsichtig wieder an. Er kam sonntags mit Brötchen zum Frühstück und wir verbrachten einen schönen Tag und abends fuhr er wieder nach Hause. Irgendwann kam er samstags und ist bis Sonntag geblieben. Ich freute mich auf die Wochenenden und auf meinen Mann.

Anfang des Jahres ist Dieter mal wieder umgezogen. Er mietete mit seinem Bruder und einem Freund zusammen ein großes Haus, 3 km von hier entfernt. Dort war ich oft und gerne gewesen. Ich habe viele Wochenenden und Abende dort verbracht. Ich habe diese zwanglose Atmosphäre dort genossen, wenn wir abends beim Kartenspielen zusammengesessen haben und Günther und sein Freund ihre Haschpfeifen rauchten. Dieter hat dieses Zeug nie angerührt. Ich wollte es einmal probieren, habe es dann aber gelassen. Es hat scheußlich geschmeckt. Ich habe mich auch mit den Pitbulls angefreundet und wir sind oft mit ihnen spazieren

gegangen. In dieser Zeit habe ich mich saumäßig wohlgefühlt. Ich konnte es auch wieder verstehen, wenn meine Kolleginnen freitags abends sagten: „Endlich Wochenende!"
Ich weiß nicht wie es Dieter ging, aber ihm hat wohl nach kurzer Zeit wieder was gefehlt. Die Zeit mit mir wäre wunderschön sagte er, aber eine Wochenendbeziehung sei ihm zu wenig. Er möchte gerne das Gefühl haben ganz zu mir und den Kindern zu gehören, er möchte seine Familie zurück. Ich hätte ihn so gerne festgehalten, ihm gesagt, dass ich genau das gleiche will. Mein Herz, meine Seele mein Körper wollte diesen Mann. Aber meine Angst vor den Schmerzen war größer. Ich brauchte viel mehr Zeit um Vertrauen aufzubauen und jedes Mal wenn wir anfingen darüber zu reden vergifteten wir damit die Stimmung ein bisschen mehr. Dieter sagte, wenn er von mir das bekommt, was er braucht, hatte er es nicht nötig andere Frauen zu suchen. Und ich sagte, wenn er aufhört sich andere Frauen zu suchen, bekommt er von mir das was er braucht. Aber dafür bräuchte ich mehr als ein paar Wochen. Und ganz schnell waren wir dann wieder in der Vergangenheit und stritten stundenlang über alte Geschichten.
So ging es dann im Spätsommer 2003 wieder bergab. Ich bekam schon wieder leichte Panik. Ich merkte, ich kann ihn nicht halten und eine Zeitlang habe ich mich ernsthaft gefragt, ob ich mein Leben diesem Mann zuliebe komplett umstellen könnte.

Könnte ich das bringen was er von mir verlangt? Mal das Leben nicht zu ernst nehmen und über meinen Schatten springen, einfach Leben ohne mir ständig über alles so viele Gedanken zu machen? Ja, das konnte ich! Das war genau das, was ich wollte. Das waren auch genau die Eigenschaften, die ich an meinem Mann so liebte. Was ich nicht konnte, war nach so kurzer Zeit meine Angst und mein Misstrauen überwinden. Er würde es noch eine ganze Zeitlang zu spüren bekommen, außerdem saß mir die Geschichte mit der kleinen Karin noch zu sehr in den Knochen.

Dieter ging jetzt auch wieder öfter alleine weg und lernte auch wieder eine Frau kennen, von der ich aber da noch nichts wusste. Er versuchte noch ein paarmal mich dazu zu bringen ganz zu ihm zu gehören. Es waren verzweifelte Kämpfe um unsere Liebe. Es hat mir das Herz zerrissen, aber ich konnte nicht. Wir sind uns wieder sehr fremd geworden.

Wir haben uns immer seltener gesehen und es gingen böse Worte hin und her. Anfang Oktober kam Dieter abends bei mir vorbei, um unsere Ehe zu beenden. Bisher waren die Trennungen immer nur von mir aus gegangen, wenn andere Frauen im Spiel waren. Und selbst da waren es nie wirklich Trennungen. Irgendwo tief drinnen wussten wir immer, wir kommen wieder zusammen.

Diese Trennung kam von Dieter und sie hörte sich sehr endgültig an. Er sagte, er könne so nicht mehr leben, er bekommt von mir nicht das, was er braucht. Nach einer halben Stunde war er wieder weg.

Ich stand unter Schock. Als ich wieder zu mir kam, habe ich ein paar Gläser an die Wand geworfen, danach bekam ich einen Weinkrampf und Schüttelfrost. Ich habe gedacht ich werde verrückt und habe innerhalb von zehn Minuten eine Flasche Wein getrunken. Aber es wurde nicht besser. Ich weiß noch, dass ich Dieter eine SMS hinterhergeschickt habe, dass es so verdammt weh tut. Er schrieb zurück, es tut ihm auch weh, aber es ist besser so. Da wusste ich, dass ist endgültig ist. Heute weiß ich, dass seine neue Freundin bei ihm zu Hause saß und auf ihn wartete, während er mich mal eben innerhalb von 30 Minuten abservierte. Als ich die Flasche Wein getrunken hatte war ich fast soweit mir die Pulsadern aufzuschneiden. Aber dann dachte ich an meine Kinder und habe es Gott sei Dank nicht getan. Stattdessen ging ich halb betrunken wie ich war zu meiner Freundin Monika und hab mich dann nochmal zwei Stunden ausgeheult. Irgendwann lag ich im Bett und habe versucht zu schlafen. Aber am nächsten Morgen war es noch nicht besser. Ich habe mich in der Praxis krankgemeldet und habe mir bei meiner Therapeutin noch für denselben Tag einen „Nottermin" geholt. Ich konnte überhaupt nicht reden, sondern habe nur wie verrückt geweint. Sie fragte mich, ob ich schon jemals meine Wut und meinen Schmerz so richtig aus mir raus gelassen hätte. Sie sagte, das muss alles Mal ganz dringend raus. Dann gab sie mir einen Federballschläger in die Hand, holte einen alten Sessel und auf den sollte ich einschlagen und mal meinen ganzen Schmerz raus brüllen. Das war zuerst sehr gewöhnungsbedürftig für mich, aber sie stand neben mir und feuerte mich an. Nach kurzer Zeit habe ich dann wie eine verrückte auf diesen Sessel eingedroschen und meinen ganzen Schmerz raus gebrüllt. Ganze 15 Minuten lang. Hinterher war ich fix und fertig und habe am ganzen Körper gezittert. Als ich ruhiger wurde, hat sie mich nach Hause fahren lassen, wo ich dann sofort in mein Bett gegangen bin und den Rest des Tages und die ganze Nacht durchgeschlafen habe. Als ich aufwachte ging es mir sehr viel besser. Ich fühlte mich ruhiger und sehr befreit. Ich habe mich dann noch für den Rest der Woche krankgemeldet und mich in meiner Wohnung vergraben. Wieder mal habe ich alle Spuren meines Mannes beseitigt, alles in den Müll geworfen, was mich an ihn erinnern könnte. Dieter hat das nie verstanden, er sagte immer, was können denn die Briefe und Gegenstände und Teddybären dafür. Es ist eben meine Art damit fertigzuwerden. Er kann sich ablenken, legt sich in die Arme einer anderen Frau, aber ich bin mit diesem grausamen Schmerz alleine. Alles was mich in meiner Wohnung an meinen verlogenen, aber heißgeliebten Mann erinnert, muss weg!

Ich habe sehr viel geweint in dieser Woche, sehr viel Trauer raus gelassen. Aber als ich irgendwann wieder klar denken konnte, war ich Dieter auch ein bisschen dankbar. Es war wirklich die vernünftigste Lösung. Unsere Beziehung war nur noch Quälerei und wir kamen zu keiner Lösung. Ich hätte diesen Schritt von mir aus nicht geschafft, aber jetzt war es vorbei und das war gut so. Das sagte ich mir immer wieder und mit der Zeit ging es mir besser. Wir hatten absolute Funkstille und ich wollte auch, dass es so bleibt. Ende Oktober hatte ich Geburtstag und ein paar Tage später lag ein Geschenkgutschein von Dieter vor meiner Tür. Das machte mich wütend. Was sollte denn das? Er soll mich in Ruhe lassen. Ich habe ihn eine SMS geschickt, dass er so was in Zukunft unterlassen soll, weil mir jedes Lebenszeichen von ihm sehr weh täte. Es kam noch eine SMS von ihm zurück und das war´s dann. Von da an hörten wir nichts mehr voneinander.

Ich dachte mir, wenn ich nicht untergehen will, muss ich lernen ohne meinen Mann zu leben. Und es wäre auch nicht verkehrt, jetzt endlich mal daran zu denken, einen anderen Mann kennenzulernen. Weil ich nicht unbedingt ein sehr kontaktfreudiger Mensch bin und auch keine Lust und kein Geld hatte, ständig auszugehen, ging ich ins Internet. Ich suchte eine seriöse Partnervermittlung, wo ich einfach mal unverbindlich schnüffeln wollte. Ich suchte nicht sofort einen Mann, ich wollte einfach nur mal schauen, was es für ein Gefühl ist mich überhaupt mal mit diesem Thema zu beschäftigen. Denn bisher hatte mich kein anderer Mann interessiert. Kurz nachdem ich mich mit meinem Profil eingeloggt hatte, kamen ein paar Kontakte zustande. Die meisten waren uninteressant, aber eine Anfrage war anders als alle anderen. Ich kann nicht erklären warum, aber ich fühlte mich von den Zeilen dieses Mannes sofort angezogen. Ich antwortete noch am gleichen Abend. Uns Mitgliedern wurde für den Austausch eine eigene, kostenlose Mailbox eingerichtet. Am nächsten Tag, es war der 08. November 2002, hatte ich eine Antwort von ihm in meiner Box. Als ich sie gelesen hatte, wusste ich, diesen Mann willst du näher kennen lernen.

Er schrieb sehr offen, sehr lieb und überhaupt nicht aufdringlich. Aber was noch wichtiger war: Er hatte Humor. Wir hatten in den nächsten Tagen einen sehr intensiven Austausch und kamen uns in unglaublich schneller Zeit sehr nah. Er hatte einen unglaublichen Humor und wir haben viel geblödelt und gealbert. Ich habe oft vor meinem Bildschirm gesessen und Tränen gelacht. Ich dachte, dass es sicher lange dauern würde, bis ich mal wieder zu einem Mann Vertrauen haben würde, aber für diesen Mann hätte ich meine Hände ins Feuer gelegt noch bevor ich ihn persönlich kennengelernt hätte. Und so viel kann ich hier schon mal sagen, ich habe mich nicht getäuscht. Für eine kurze Zeit konnte ich alle meine Sorgen vergessen und es ging mir richtig gut. Ich habe mich auch bei Dieter oft kurzfristig gut gefühlt, aber niemals so frei und unbeschwert.
Überhaupt, Dieter! Er war so weit weg. Meine Kinder erzählten manchmal von seiner Freundin und ich wünschte ihm wirklich, dass er glücklich wird. Ich war ihm jetzt wirklich dankbar für den Schlussstrich, sonst hätte ich diesen Mann nie kennengelernt. Ich hatte wieder viel Arbeit zu dieser Zeit und musste im Sommer noch einen Nebenjob annehmen und mich außerdem verstärkt um meine Mutter kümmern, der es gesundheitlich nicht gut ging. Außerdem zog meine Freundin Monika um und ich half ihr dabei.

Aber meine Energie kehrte zurück. Ich saß oft nachts noch am PC um Mails zu schreiben oder zu lesen und kam frühmorgens ohne Probleme aus dem Bett. Alexander viel es auch auf, wie ich mich entspannte. Er sagte: „Mama, der Mann gefällt mir, weil er dir gut tut. Schreib ihm mal einen Gruß von mir." Bald tauschten wir Telefonnummern aus und als ich das erste Mal seine Stimme am Telefon hörte, habe ich mich ein bisschen in ihn verliebt. Wir kamen uns sehr nah. Wir hatten nach drei Wochen das Gefühl als kennen wir uns schon ewig. Alles war so selbstverständlich. Aber plötzlich schlug meine Stimmung wieder um. Je näher wir uns kamen, umso trauriger wurde ich und plötzlich war Dieter wieder ganz stark in meinen Gedanken.

Ich hätte es wissen müssen. Die Zeit war viel zu kurz um einen neuen Mann kennenzulernen. So sehr wie ich meinen Mann geliebt habe, konnte ich mich nicht nach vier Wochen unbeschwert auf etwas Neues einlassen. Vielleicht mal ein Flirt oder eine Nacht mit einem anderen, aber das hier fing an tiefer zu gehen. Ralf spürte meine veränderte Stimmung. Er konnte es nicht einordnen, bezog es wohl auf sich. Plötzlich war das leichte und unbeschwerte weg. Also beschloss ich ihm reinen Wein einzuschenken. Ich erzählte ihm per Mail in groben Zügen von meinem Leben und von den daraus resultierenden Stimmungsschwankungen. Ich sagte ihm, dass ich wohl noch einen langen schweren Weg vor mir hätte, um das alles zu verarbeiten. Als ich die Mail abgeschickt hatte dachte ich, das war´s dann wohl. Kein Mann kommt hierher um eine schwermütige Frau kennenzulernen. Es fiel mir schwer, aber ich wollte diesen lieben Mann auch nicht mit in meine unverarbeiteten Probleme reinziehen. Die Antwort von ihm am nächsten Tag hat mich umgehauen. Ich will nicht auf die Einzelheiten der folgenden Mails eingehen, aber die Sensibilität, das Verständnis und das Einfühlungsvermögen dieses Mannes waren einfach unglaublich. Ich habe mich verstanden, geschätzt und unwahrscheinlich wohl gefühlt. Er hat mich wieder aufgebaut. Wir wollten uns jetzt auch bald mal persönlich kennen lernen und planten für Januar ein Treffen. Aber zwei Telefonate später wurden wir ungeduldig und so machten wir einen Termin aus für Mitte Dezember. Er kam am Samstag, den 14. Dezember. Wir verstanden uns gleich sehr gut, bummelten abends über den Weihnachtsmarkt und tranken Glühwein. Zum Abschluss lud er mich zum Essen ein. Es war ein sehr angenehmer Tag mit ihm. Wir wollten uns wiedersehen. Er hatte drei Wochen Urlaub auf Sylt geplant mit seiner Tochter, seiner Schwiegermutter und deren Freund also verabschiedeten wir uns bis zum neuen Jahr. Bis er fuhr gab es ja PC und Telefon. Er sagte mir später, er hat sich bei mir sehr wohl gefühlt, sich in mich verliebt und gehofft, dass es was werden könnte mit uns. Das konnte ich leider von mir so nicht behaupten.

Ich mochte ihn sehr. Man kann sich in seiner Gegenwart einfach nur wohlfühlen und vom Charakter her war er genau der Typ Mann, den ich mir immer gewünscht hatte, wenn Dieter mich mal wieder fertiggemacht hat. Aber verliebt war ich nicht. Vielleicht lag es daran, dass ich Dieter noch in meinem Herzen hatte. Gegen diese Wahnsinns-Gefühle, die er in mir hervorruft, hat es jeder andere Mann schwer.

Am Montag musste ich zu meinem Frauenarzt und er stellte eine Veränderung an meiner Brust fest. Nach mehreren eingehenden Untersuchungen sagte er mir, es wäre mit ziemlicher Sicherheit bösartig und machte mir für Donnerstag einen Termin im Krankenhaus. Ich war, wie immer in solchen Situationen erst mal ganz ruhig. Zuhause angekommen rief ich Ralf an und am Telefon fing ich dann endlich an zu weinen. Er war wie immer unglaublich. Er sagte, wenn du willst pack ein paar Sachen, ich hol dich ab. Dann kannst du hier erstmals zur Ruhe kommen und in zwei Tagen bring ich dich wieder nach Hause. Er wohnt 200 km weit weg, aber ein paar Stunden später war er da. Ich habe meine Familie informiert und bin dann mit ihm gefahren. Es war das Beste was ich machen konnte. Ich lernte seine Tochter kennen und ihren süßen kleinen Hund. Er hatte eine schöne kleine Eigentumswohnung in der ich mich gleich zu Hause fühlte. Jetzt lernte ich Ralf auch mal in seinem Alltag kennen. Er hatte einen sehr liebevollen und geduldigen Umgang mit seiner zwanzigjährigen Tochter und dem kleinen Hund und ich wusste ich hatte mich nicht getäuscht in diesem

Mann. Ich schlief im Gästezimmer und wurde sehr verwöhnt. Meine Sorgen rückten alle in den Hintergrund.

Donnerstags lieferte mich mein Schwiegersohn im Krankenhaus ab. Ich war ganz gelassen, ich konnte es sowieso nicht mehr ändern. Ich hatte wieder mal die Quittung für mein Leben bekommen. Noch ein paar sehr schmerzhafte Untersuchungen, dann wurde ich am nächsten Tag operiert.

Es war Krebs!!! Die Zellen hatten noch nicht gestreut und so konnte meine Brust dranbleiben. Sie ist jetzt ein bisschen verstümmelt, aber damit kann ich leben. Ich wachte aus der Narkose auf und fühlte mich wie neugeboren. Es ging mir fabelhaft und ich dachte mir, dieses Krebsgeschwür war symbolisch für meinen Mann. Beide machen mich krank und beide sind jetzt aus meinem Leben und meinem Körper verschwunden. Jetzt kann es nur besser werden. Meine Familie und meine Freunde waren erleichtert, dass alles so gut verlaufen war. Ich sagte meinen Kindern, sie sollten ihren Vater nicht informieren. Es war ja alles gutgegangen, also bestand keine Notwendigkeit, dass er davon erfuhr. Aber so was lässt sich natürlich nicht geheim halten. Es kam eine sehr liebe SMS von ihm und er fragte ob er mich besuchen dürfte. Ich rief ihn zurück und sagte, ich würde mich melden, wenn ich zuhause wäre und mich etwas erholt hätte. Und schon waren die verdammten Schmetterlinge wieder da. Das hatte ich befürchtet und deshalb hatte ich gehofft, dass er sich nicht meldet. Ralf rief mich jeden Tag von Sylt aus an. Als er erfuhr, dass es mir gut geht und ich Heiligabend entlassen werden sollte, sagte er: „Dann komme ich am ersten Feiertag und hole Dich hierher nach Sylt. Hier kannst du dich erholen." Ich dachte, jetzt ist er völlig durchgeknallt. Unterbricht seinen wertvollen Urlaub und fährt über 1000 km bei Eis und Schnee. Aber ich konnte es ihm nicht ausreden und ich freute mich ja auch. Das würde mir guttun. Am ersten Feiertag war er da und in dieser Nacht haben wir zum ersten Mal miteinander geschlafen. Am nächsten Morgen nach dem Frühstück sind wir losgefahren. Das alles war noch sehr unwirklich für mich. Es war eine Menge passiert in den letzten Wochen und das alles in einer Wahnsinns Geschwindigkeit.

Auf Sylt wurde ich sehr herzlich empfangen. Es war eine wunderschöne Zeit. Viel Ruhe, lange Spaziergänge am Strand und Nächte mit Rotwein, Liebe und guten Gesprächen. Wir fanden ein Krankenhaus, in dem mir die Operationsfäden entfernt wurden. Alles heilte gut und ich hatte nur noch wenig Schmerzen.

Ralf sprach nicht viel über seine Gefühle. Ich denke, er wollte mich nicht bedrängen. Er wollte einfach nur für mich da sein. Das war etwas völlig Neues für mich. Ein Mann, der nur geben will, nur darauf bedacht war, dass es mir gut geht, ohne dafür etwas zurück zu wollen. Aus diesem Grund konnte ich umso mehr geben. Ich versuchte mir über meine Gefühle zu Ralf im Klaren zu werden. Liebe war es mit Sicherheit nicht. Es war etwas sehr zartes, ruhiges, was sich langsam entwickeln konnte. Und da ich zum ersten Mal nicht unter Druck gesetzt wurde, wollte ich mir Zeit lassen und einfach nur genießen und mich entspannen. Nach einer Woche ging es wieder zurück nach Hause. In den nächsten Wochen besuchten wir uns gegenseitig an den Wochenenden. Ich meldete mich auch wie versprochen bei Dieter und wir verabredeten uns zum Kaffee. Wir hatten ein ruhiges, freundschaftliches Gespräch, versicherten uns gegenseitig, dass es uns gut geht und verabschiedeten uns wieder. Die nächste Zeit gehörte wieder Ralf. Er hatte jetzt auch meine Familie und ein paar meiner Freundinnen kennengelernt. Alle fanden ihn sehr nett und vor allem meine Kinder, die merkten wie gut er mir tat, hofften, dass wir zusammenbleiben würden. Wir hatten eine schöne, verrückte Zeit miteinander. Aber ich konnte ihn nicht lieben.
Anfang März verabredete ich mich mit Dieter sonntags in einer Country – Kneipe zum Frühschoppen. Anschließend fragte er mich, ob ich noch auf einen Kaffee mit zu ihm kommen wollte. Ich wollte. Wir saßen auf dem Sofa, tranken Kaffee und unterhielten uns bis spät in die Nacht. Und plötzlich waren sie wieder da. Diese Gefühle, die mir nur mein Mann geben konnte. Dieter ging es wohl genauso. Ohne dass wir wirklich wussten wie uns geschah, fingen wir an über Liebe, Zukunft und unsere Gefühle füreinander zu reden. Und wenn es Ralf nicht gegeben hätte, hätten wir diese

Nacht zusammen verbracht. Aber ich konnte diesen lieben Menschen, der schon so viel für mich getan hatte, nicht betrügen. Ich sprach mit Dieter darüber und er zeigte Verständnis.

Bevor ich mich von ihm verabschiedete war klar für uns, dass wir zusammenbleiben. Wir waren uns einig, wenn nicht mal diese fünf Monate mit allem was passiert war es schafften, unsere Liebe zu vergessen, soll es wohl zu sein. Und vielleicht hätten wir ja jetzt endlich mal was gelernt. Ich war für das kommende lange Wochenende mit Ralf verabredet. Dies würde anders verlaufen, als er es sich vorgestellt hatte. Mit klopfendem Herzen und voller Zweifel, ob ich wirklich das richtige tue, fuhr ich zu ihm. Abends bei einem Glas Wein redete ich ganz offen mit ihm. Da konnte ich plötzlich in seinen Augen sehen wie viel ich ihm inzwischen bedeutete. Es wurde eine tränenreiche Aussprache, denn auch ich merkte auf einmal, dass es mir doch nicht so leicht fällt wie ich dachte, diesen Mann aufzugeben. Aber Dieter hatte schon wieder Macht über mich. Ich wollte zu ihm zurück. Nur daran konnte ich denken.
Ich rechnete ein bisschen damit noch am gleichen Abend, spätestens aber am nächsten Morgen nach Hause fahren zu müssen. Und auch an Dieter dachte ich, der zu Hause auf mich wartete und auf heißen Kohlen saß. Allerdings habe ich ihm gleich gesagt ich werde mir so viel Zeit lassen wie ich brauche. Ich werde Ralf nicht mit ein paar Worten abspeisen. Ein bisschen Verstand und eigenen Willen habe ich mir Gott sei Dank immer bewahrt. Aber Ralf sagte, er wolle unsere letzten gemeinsamen Tage bis zur letzten Minute genießen. Und ich merkte ich wollte das auch. Es wurden vier schöne, schmerzvolle Tage und Nächte mit vielen Tränen und einer verzweifelten Liebe. Ralf sagte mir zum ersten Mal, dass er mich liebt. Aber mein Entschluss stand fest.
Als ich nach Hause kam wollte ich eigentlich ganz dringend erst einmal alleine sein. Aber Dieter hat sich Alexanders Schlüssel geben lassen und saß in meinem Sessel und schlief. Wir waren beide mit den Nerven unten. Ich habe den ganzen Tag geweint, war wieder mal nicht in der Lage arbeiten zu gehen und Dieter hat mich krankgemeldet. Von diesem Tag an waren wir wieder zusammen, es war wie immer am Anfang ein Wahnsinnsgefühl bei

Dieter zu sein, mit ihm zu schlafen. Ich habe so viel Liebe in seinen Augen gesehen.
Aber Ralf war natürlich noch nicht aus meinem Leben verschwunden. Wir blieben in Kontakt. Wir wollten Freunde bleiben und er sagte mir, wann immer du mich brauchst, bin ich für dich da. Was für ein Mann!
Damit wiederum kam Dieter absolut nicht klar. Ich versicherte ihm immer wieder, dass Ralf für mich nur ein lieber Freund ist, der mir in einer schweren Zeit sehr zur Seite gestanden hat.

In den folgenden Monaten ereigneten sich ganz viele Dinge in rasender Geschwindigkeit. Alexander wurde gemustert und trat am 1. April seinen Bundeswehrdienst an. Das passte mir zeitlich sehr gut, denn am 08. April fingen meine Bestrahlungen an. Man sagte mir vorher, dass es sehr anstrengend werden würde und ich mir dafür absolute Ruhe nehmen sollte. Ralf schrieb regelmäßig und Dieter fing immer wieder Diskussionen deswegen an. Er wollte, dass ich den Kontakt endlich ganz einschlafen lasse. Ich bin gefühlsmäßig sehr abhängig von meinem Mann sonst hätte es diese Ehe so nicht gegeben. Das konnte ich mir inzwischen eingestehen. Ich habe mein eigenständiges Leben und meine Gesundheit für ein Leben mit ihm geopfert. Aber hier war eine Grenze. Ich empfand es als ein Geschenk Gottes, einen solchen Mann kennen zu dürfen. Es war keine Liebe, aber ein sehr angenehmes und warmes Gefühl. Vor allem hatte ich zum ersten Mal das Empfinden, als Frau und Mensch wahrgenommen zu werden. Aber Dieter wollte ich auch nicht verlieren. Ich brauchte ihn. Und er mich ja offensichtlich auch. Das zehrte an meinen Kräften. Also sagte ich allen beiden, dass ich während der zwei Monate meiner Bestrahlung ganz für mich alleine sein wollte. Keine Besuche, keine Anrufe, keine SMS. Das war auch gut so, denn die Zeit war noch anstrengender als ich es mir vorgestellt hatte. Ralf hat sich 100%ig an diese Abmachung gehalten. Dieter nicht immer. Während dieser Zeit wurde meine Mutter sehr krank und brauchte viel Hilfe. Sie wurde innerhalb ganz kurzer Zeit zum Pflegefall und kam Anfang Juni in ein Pflegeheim ganz in meiner Nähe.

Caro musste sehr schnell aus ihrer Wohnung raus und wusste nicht wohin. Also kam sie erst mal mit ihren Sachen zu mir. Sie beklagte zwar ihr Schicksal, wollte aber auch nichts dagegen tun. Sie breitete sich in meiner Wohnung aus und dachte sie könne sich jetzt erst mal ausruhen. Sie nahm mir zwar viel Hausarbeit ab, aber viel wichtiger war, dass sie Arbeit und eine Wohnung fand. Also nahm ich die Dinge in die Hand. Wir gingen von einer Behörde zur anderen und schrieben Bewerbungen. Mit ihrem katastrophalen Lebenslauf machte sie sich keine großen Hoffnungen. Aber sie hatte Glück. In einer Gaststätte, ca. 50 km von hier konnte sie eine Ausbildung zur Restaurantfachfrau machen. Sie hatte dort auch ein Zimmer und sollte bis zum Beginn der Ausbildung als Aushilfe arbeiten. Alexander und Dieter brachten sie mit Sack und Pack nach Hochstadt. Alexander hatte seine dreimonatige Grundausbildung beim Bund beendet. Es gab eine Abschiedsfeier in seiner Kaserne und er wurde versetzt. Er hatte inzwischen auch seinen Führerschein gemacht. Da er aber in der Probezeit mehrmals wegen zu schnellem Fahren aufgefallen war und sich auch schon einen Unfall geleistet hatte, war der Führerschein erst mal wieder weg. Das alles war mit großen Unkosten verbunden und langsam wurde seine finanzielle Situation ernst, aber er ging noch ziemlich locker damit um. Ich versuchte immer mal wieder ihn zu ein bisschen mehr Disziplin zu ermahnen und versuchte ihm vor Augen zuhalten wo er endet, wenn er so weitermacht. Aber noch war alles im grünen Bereich und er nahm mich nicht so ganz ernst. Das Verhältnis zu Dieter war in dieser ganzen Zeit sehr angespannt. Es war nichts mehr zu retten, aber wir wollten es nicht wahrhaben. Dieter hatte Freundinnen, die er immer mit unglaublich dämlichen Lügen vor mir verheimlichen wollte. Andererseits machte er manche Dinge so offensichtlich, dass ich immer dachte, er will dass ich es erfahre. Es waren so viele verletzende Dinge dabei, dass ich mir oft nicht anders zu helfen wusste, als zu Ralf zu flüchten. Vor Dieter hatte ich dabei kein schlechtes Gewissen. Denn geschlafen habe ich mit Ralf nicht mehr. Aber Dieter hatte ganz offensichtlich eine Freundin.

Es belastete mich nur, dass ich wusste, Ralf liebt mich offensichtlich noch und ich hatte das Gefühl ich nutze ihn aus, wenn es mir schlecht geht. Aber Monika und auch meine Therapeutin sagten zu mir: Fang nicht schon wieder an für einen anderen Mann zu denken und Verantwortung zu übernehmen. Du bist ehrlich zu Ralf und er ist ein erwachsener Mann. Lass ihn selber entscheiden wie weit er gehen will und was er aushalten und tolerieren kann. Ich hatte von der Krankenkasse nochmal Verlängerung für meine Gesprächstherapie bekommen, aber es hat mir nicht mehr wirklich geholfen. Ich denke, wir haben uns zu sehr an der Oberfläche aufgehalten und sind zu wenig in die Tiefe gegangen.

Mein Mann hat während unserer ganzen Ehe immer mir die Schuld gegeben für das, was er gemacht hat. Hätte ich mich anders ihm gegenüber verhalten, hätte er das alles nicht nötig gehabt und wir hätten das schönste Leben führen können. Natürlich war ich ihm gegenüber nicht immer sehr liebevoll, ich habe ihn auch nicht immer so behandelt wie ich normalerweise mit meinen Mitmenschen umgehe.
Aber die Konflikte waren nun mal da, von Anfang an. Und wir konnten sie nicht vernünftig lösen. Seine Art damit umzugehen war es wegzulaufen und sich bei anderen Frauen abzulenken. Seine Sicht der Dinge war, ich brauche keine anderen Frauen, ich kann sie von heute auf morgen sein lassen, wenn meine Frau so ist, wie ich sie brauche. Ich bin inzwischen weit entfernt davon mir die Schuld am Verhalten meines Mannes aufladen zu lassen, aber ich trage Mitverantwortung für unsere Ehe und ich weiß heute, dass ich aus dem Gefühl der Ohnmacht, Verzweiflung und Hilflosigkeit heraus Dinge getan und gesagt habe, die nicht richtig waren, die meinen Mann sehr verletzt haben. Außerdem habe ich viele Jahre lang versucht ihn zu ändern. Ihn so zu formen, dass er meinen Vorstellungen von einem „normalen" Ehemann und Partner entspricht.

Als ich Jahrzehnte später gemerkt habe, dass das nicht funktionieren kann, habe ich versucht so zu leben und zu sein wie er ist. Ich wollte seine Persönlichkeit nicht mehr verbiegen, sondern mich ihr ein Stück nähern. Aber es war natürlich für alles viel zu spät. Nichts ging mehr. Nur unsere abhängigen Gefühle füreinander ließen nicht nach.

Es war jetzt Herbst 2003 und unser Leben ein einziges Chaos. Dieter und ich wussten selber nicht mehr richtig, sind wir gerade getrennt oder sind wir zusammen. Wir wohnten zwar nicht zusammen, sahen uns aber fast täglich und verbrachten die Wochenenden zusammen. Abends war er oft weg und samstags ging er angeblich Dart spielen. Meine Kinder wussten, dass er dann immer bei seiner Freundin war, sagten aber nichts. Immer noch, genau wie vor 30 Jahren habe ich das, was ich hätte merken müssen, ignoriert. Und auch seine Freundin wusste nichts von mir. Eines Abends, Dieters Auto war zur Reparatur, sagte er, ich fahr mal zum Günter zum Kartenspielen. Er wollte wie selbstverständlich mein Auto nehmen. Da wir normalerweise immer zusammen dorthin zum Kartenspielen fuhren und es schon fast wie ein zweites Zuhause war für mich, er mich aber nicht fragte ob ich mitfahren will, wusste ich plötzlich, seine Freundin wartet dort auf ihn. Das war ja wie früher. Mit meinem Auto zu seinen Frauen. Deshalb sagte ich, ich brauche mein Auto vielleicht noch selber. Daraus ergaben sich wieder sinnlose und nervenaufreibende Diskussionen. Irgendwann sagte er zu mir, dann fahr doch einfach mit, du spielst doch auch immer gerne Karten. Was wollte er? Wollte er mich mit seiner Freundin konfrontieren oder umgekehrt, weil er zu feige war uns beiden die Wahrheit zu sagen? Vielleicht hätte ich es wirklich machen sollen. Er blieb dann zuhause und dachte wohl, er könne einen gemütlichen Abend mit mir verbringen und fing an von Liebe zu reden. Ich war zu keinem klaren Gedanken mehr fähig. Was lief hier eigentlich ab? Was spielten wir für grausame Spiele? Warum bekamen wir unser Leben nicht in den Griff?

Geht das jetzt so weiter bis ich sterbe?

Ich weiß nur, dass mir durch den Kopf ging, er hat nicht telefoniert. Also wartete sie doch auf ihn. Und als dann gegen 21:00 Uhr die Türklingel ging, wusste ich, dass sie es ist. Sie hatte noch Kampfgeist, ich nicht mehr. Dieter war wie der Blitz an der Sprechanlage und sagte: „Moment, ich komme runter." Ich ging leise hinterher und hörte sie schimpfen. Äußerlich ganz ruhig ging

ich zu Haustür und sagte zu ihr: „Wenn Sie einen Moment warten bis er seine Sachen gepackt hat, können Sie ihn mitnehmen."
Wortlos ging er nach oben, holte seine Sachen und war weg. Und kaum fiel die Tür ins Schloss, hatte ich es schon wieder bereut. Warum habe ich sie nicht zum Teufel gejagt? Warum fange ich nicht endlich mal an zu kämpfen, für den Mann, den ich doch so liebe? Ich weiß, dass er ganz verzweifelt darauf gewartet hat. Und ich weiß auch, dass er geblieben wäre. Aber was dann? Wir würden alleine nie aus diesem Teufelskreis rauskommen. Und Hilfe von außen hat Dieter ja immer abgelehnt. Er war auch nicht bereit mit mir zu einer Eheberatung zu gehen. Und wieder mal flogen ein paar Gläser an die Wand.

Am nächsten Tag habe ich angefangen dieses letzte Kapitel unserer Ehe zu schreiben. Es hat mir geholfen die schlimmen Tage zu überstehen. Es ging mir total dreckig und ich lebte überwiegend von Kaffee, Zigaretten und Aspirin. Ich konnte nicht mehr schlafen und hatte große Konzentrationsschwierigkeiten. Zwischendurch kam immer wieder Wut in mir hoch, dass seine Frauen jetzt schon bis an meine Haustür kommen. Das wollte ich nicht auf mir sitzen lassen. Ich beschloss in das Geschäft zu gehen in dem sie arbeitet und mit ihr zu reden. Ich sagte ihr, sie soll sich nie wieder einfallen lassen noch mal in die Nähe meiner Wohnung zu kommen und ich konnte es mir nicht verkneifen ihr zu sagen, wenn sie mit Dieter zusammenbleiben will, soll sie gut aufpassen was er erzählt, denn er lügt, wenn er den Mund aufmacht. Wir wären nicht getrennt gewesen wie er ihr es erzählt hat. Es sei sehr oft von mir aus zu ihr gefahren, um dann wieder zu mir zurückzukommen. Sie konnte ja nichts dafür, aber ich konnte nicht anders und hoffte jetzt endlich mal zur Ruhe zu kommen. Ich hätte es besser wissen müssen.

Ich weiß nicht mehr wie es dazu kam, aber wir sahen uns danach immer mal wieder. Zufällig oder absichtlich. Wir haben gemeinsam meine Mutter im Heim besucht, wir haben telefoniert und SMS geschickt und wir haben gerungen und gestritten. Jedes Mal. Dieter hat gesagt: „Ich will bei dir bleiben, sag nur einen Ton und ich komm zu dir. Breche aber bitte den Kontakt zu Ralf ab, ich kann das nicht mehr ertragen." Es hat mir das Herz zerrissen, aber ich konnte nicht.

Es war kurz vor Weihnachten 2003 und ich wollte das Kapitel der Trennung von meinem Mann an Heiligabend in seinen Briefkasten werfen. Ich wollte, dass er es zu Weihnachten liest. Vielleicht wollte ich ihm die Stimmung verderben, vielleicht wollte ich aber auch, dass er zu mir kommt und sagt: „So habe ich das ja alles gar nicht gesehen, jetzt sind mir die Augen aufgegangen und jetzt wird alles gut." Dieser Heiligabend war vor einem Jahr und drei Monaten und ich werde die Geschichte jetzt weiterschreiben, weil dieser Wahnsinn natürlich damals noch nicht zu Ende war.

Ich bin rechtzeitig fertig geworden mit dem Schreiben und ich habe es am Nachmittag des Heiligen Abend meinem Mann in den Briefkasten gesteckt. Dann bin ich wieder nach Hause gefahren. Bis zu diesem Zeitpunkt konnte ich meinen Kindern auch noch vorspielen, dass alles in Ordnung ist und dass es mir gut geht. Zumal ich ein paar Tage vorher auch noch mit Ralf telefoniert habe und er am 1. Feiertag nach Steinau kommen wollte. Nach einer Stunde zu Hause bin ich unruhig geworden. Ich dachte immer nur, ob er den Umschlag wohl schon gesehen hat? Hat er vielleicht auch schon angefangen zu lesen? Wie wird er reagieren?

Ich habe mit Alexander und Caro zu Abend gegessen und anschließend gab es eine kleine Bescherung. Danach wollten meine Kinder ausgehen und das war mir auch ganz recht. Ich hatte sowieso große Mühe meine Unruhe vor ihnen zu verbergen. Ich konnte immer nur an Dieter denken und ob er wohl gerade liest und wie es ihm dabei geht und ob er vielleicht stellenweise weint wie beim ersten Teil meines Buches.

Wir waren also mit Abendessen und Bescherung fertig und meine Kinder waren im Bad um sich zum Ausgehen fertig zu machen, als eine SMS von Dieter kam. Mir schlug das Herz bis zum Hals. Ich habe mit vielem gerechnet. Aber was ich da gelesen habe, das hat mir den Boden unter den Füßen weggerissen. Dieter hat mir mit knappen Worten mitgeteilt, dass er meinen Umschlag erhalten habe. Er hätte ihn aber wieder weggelegt, weil er keine Lust hat, sich damit zu beschäftigen und er wüsste auch nicht, ob er es jemals lesen würde. Ich bin völlig zusammengebrochen, habe wie verrückt geheult und konnte mich gar nicht mehr beruhigen. Meine Kinder haben sich große Sorgen gemacht. Sie wollten nicht mehr weggehen, sie wollten mich nicht alleine lassen. Aber ich habe sie weggeschickt. Ich wollte ihnen nicht den Abend noch mehr verderben. Ich habe Dieter eine SMS zurückgeschickt. Ich wollte ihn wissen lassen wie verletzt ich bin, wollte ihn nicht in Ruhe lassen, wollte nicht alleine sein mit meinem Schmerz und so gingen dann ein paar SMS hin und her. Irgendwann bin ich dann wohl eingeschlafen.

Am nächsten Morgen bin ich früh aufgestanden und wollte die Wohnung noch ein bisschen in Ordnung bringen und mich auch, bevor Ralf kam. Er konnte nichts dafür und ich freute mich ja auch auf ihn, nur konnte ich ihm eben nicht die Gefühle entgegenbringen, die er sich wohl immer noch erhoffte. Er kam dann wie der Weihnachtsmann mit einem großen Sack voller Geschenke für die ganze Familie. Sogar meine beiden Enkel und meine Mutter hatte er nicht vergessen. Nach einem gemeinsamen Mittagessen mit traditioneller Weihnachtsgans haben wir meine Mutter im Heim besucht.

Es hat mich immer sehr gerührt zu sehen, wie gut sich Ralf und meine Mutter verstanden haben und wie liebevoll er auf sie eingegangen ist. Meine Kinder haben sich dann verabschiedet um den Feiertag bei ihrem Vater zu verbringen. Ralf und ich hatten einen angenehmen Nachmittag. Obwohl ich mit meinen Gedanken oft ganz woanders war, habe ich seine Gegenwart sehr genossen. Es war eigentlich vorgesehen, dass er am Abend wieder nach Hause fährt. Aber ich habe ihn dann gefragt, ob er nicht noch bis morgen bleiben wolle. Damit war er sehr einverstanden. Wir haben zusammen mit Alexander einen gemütlichen Fernsehabend verbracht. Ich habe meinem Sohn angemerkt, wie wohl er sich in Ralfs Gesellschaft fühlt und wie froh er war, dass er da war. Ich war von den Strapazen der vergangenen Tage sehr erschöpft und bin früh zu Bett gegangen. Es war unausgesprochen klar zwischen Ralf und mir, dass er zwar neben mir im Ehebett schlief, weil die Couch von Caro besetzt war, aber wir nicht miteinander schlafen werden.

Am nächsten Morgen nach dem Frühstück haben wir einen langen Spaziergang gemacht. Wir waren beide ungewöhnlich schweigsam und es lag eine seltsame Atmosphäre in der Luft. Ich war sehr durcheinander, wusste überhaupt nicht mehr woran ich bin. Ich musste meine Gedanken erst mal selber sortieren, bevor ich mit Ralf über irgendwas reden konnte. Fürs Small Talk hatte ich keinen Nerv. Ich denke Ralf hat es gespürt und wollte nicht aufdringlich sein. Ich war auch nicht wirklich bei ihm. Ich war mit meinen Gedanken bei meinem Mann. Habe ihn innerlich gehasst, verflucht und wollte doch gleichzeitig bei ihm sein.
Ich konnte mir denken, dass seine verheiratete Freundin einen Teil der Feiertage bei ihm verbringt und war froh, dass Ralf da war. Ich habe ihn nie ausgenutzt, war immer ehrlich zu ihm. Er hat den ersten Teil meines Buches gelesen und wusste auch aus Gesprächen über die katastrophale Beziehung zu meinem Mann. Aber ich glaube, an diesem Weihnachtsfest habe ich ihn ein bisschen als Lückenbüßer missbraucht. Und mitten in diesem schweigsamen Spaziergang kam eine SMS von Dieter.

Was das denn jetzt soll, das wäre ja wohl das allerletzte. Er hätte den Wagen von Ralf heute Nacht bei mir stehen sehen. Das macht er nicht mehr mit und ich solle ihn jetzt endgültig in Ruhe lassen. Da wusste ich, dass er nachts Kontrolle gefahren ist, denn in der Gasse in der ich wohnte, kommt man nicht zufällig vorbei. Natürlich habe ich sofort zurückgeschrieben, dass es ja wohl nicht sein kann, dass er seine Freundin bei sich habe, obwohl er mir gesagt hat, er will mich zurück, aber von mir verlangt die Feiertage einsam und alleine zu verbringen. So gingen noch ein paar SMS hin und her während Ralf neben mir lief. Es war eine schreckliche Situation. Und plötzlich wollte ich nur noch, dass Ralf nach Hause fährt, damit ich mit meinen Gedanken alleine bin. Ich war vollkommen erschöpft und konnte mich kaum noch auf den Beinen halten. Ralf hatte von diesen ganzen Dingen nichts gewusst, aber er hat wohl gespürt, dass es mir nicht gut geht. Ich habe ihm dann auch gesagt, dass ich gerne alleine sein möchte. Er war sehr lieb und aufmerksam und hat noch versucht mich ein bisschen aufzubauen. Er ist dann nach Hause gefahren. Da ich zu ihm grenzenloses Vertrauen habe, habe ich ihm auf seinen Wunsch hin das

Kapitel meiner Trennung mit nach Hause gegeben. Ich war nicht in der Lage mit ihm darüber zu reden, wollte aber gerne, dass er diesen Teil jetzt auch noch kennenlernt. Ich wusste ja, dass er mich sehr lieb hat und auf eine gemeinsame Zukunft hofft. Ich wollte ihm damit die Chance geben, dass alles nochmals zu überdenken und sich von mir zurückzuziehen, weil er keine Chance mehr sieht. Aber es kam anders. Er rief mich am nächsten Tag an. Sagte, er hätte es gelesen und ist fest davon überzeugt, dass ich es jetzt geschafft hätte und wünschte mir von ganzem Herzen, dass ich die kommende schwere Zeit überstehe und jetzt endlich mal zur Ruhe komme. Womit habe ich einen solchen Freund verdient? Gleichzeitig lud er mich für Silvester ein. Er stellte sich vor, mit mir allein und einer Flasche Sekt ins neue Jahr zu spazieren. So einen Übergang ins neue Jahr hätte er sich schon immer gewünscht und mit mir würde er das jetzt gerne verwirklichen.

Er hat sich darauf gefreut wie ein Kind, aber ich wollte mich noch nicht festlegen. Er hat nicht lockergelassen und war überzeugt davon, dass ich komme. Umso härter hat es ihn getroffen was dann kam.
Am selben Nachmittag kam Dieter vorbei. Ich hatte Ameisen im Bauch. Ich habe mich sehr gefreut ihn zu sehen, aber gleichzeitig hat es wahnsinnig geschmerzt. Wir haben angefangen zu reden. Er hat mir Vorwürfe gemacht wegen Ralf, ich habe mich gewehrt und gerechtfertigt und umgekehrt. Wir haben viel hin und her geredet und jeder hat auf den anderen gewartet, aber es ging nicht. Also haben wir uns irgendwann ein frohes neues Jahr gewünscht und uns verabschiedet. Ich hatte diese Trennung schon tausendmal hinter mir. Ich kannte den Ablauf meiner Gefühle und wusste, dass es unendlich schwer werden würde. Ich betete, dass ich es endlich mal schaffen würde. Aber es ging nicht. Meine Unruhe wurde immer größer. Ich war kein Mensch mehr. Zwei Tage und Nächte habe ich mit mir gerungen. Ich war kurz vorm durchdrehen und wusste, ich musste jetzt endlich eine Entscheidung treffen, wenn ich nicht wieder ganz zusammenbrechen wollte. Mein Verstand hatte ausgesetzt und die Gefühle für meinen Mann wurden übermächtig. Zwei Tage vor Silvester habe ich von einer Sekunde zur anderen eine Entscheidung getroffen. Ich wollte versuchen mir

meinen Mann zurückzuholen. Und von diesem Moment an ging es mir schlagartig besser. Abends hatte ich noch eine Verabredung mit einer Freundin. Wir haben gemütlich bei einem Rotwein zusammengesessen und ein bisschen geredet. Irgendwann sagte sie: „Du wirkst so entspannt, was ist los?" Und ich sagte: „Ich fahre jetzt nach Kressenbach und hole mir meinen Mann zurück!" Sie ist aus allen Wolken gefallen, aber dann sagte sie: „Wenn du ganz sicher bist, dass du das wirklich willst, dann tu es." Dann habe ich gleich bei Dieter angerufen, er war zuhause und er war allein. Also habe ich ihn gefragt, ob ich mal vorbeikommen kann. Er war ein bisschen erschrocken und hat gefragt, ob er sich auf was Schlimmes einstellen muss, aber ich habe nur gelacht.

Mit klopfendem Herzen bin ich losgefahren und habe immer nur gedacht, hoffentlich ist es noch nicht zu spät. Mein Mann war sehr aufgeregt und angespannt als ich bei ihm im Wohnzimmer saß. Und dann habe ich ihm ohne langes Gerede einfach nur gesagt: „Ich bin hier, weil ich dich zurückhaben will." Ich weiß nicht wann ich meinen Mann das letzte Mal so fassungslos gesehen habe. Er hat ein bisschen geweint und lange nichts gesagt. Wir haben dann lange und in Ruhe miteinander geredet. Wir wollten beide nichts lieber als wieder ein gemeinsames Leben zu führen, aber wir hatten auch beide Angst. Verständlich, nach allem was gewesen ist. Am Ende dieses Gesprächs habe ich gesagt, dass ich Ralf einen Brief schreiben werde, um ihm zu erklären, dass und warum ich Silvester nicht zu ihm komme. Dieter wollte am nächsten Tag mit seiner Freundin reden und die Beziehung beenden. Es war die Frau, die vor meiner Haustür stand. Und als das alles geklärt war, haben wir uns ganz ruhig in den Armen gelegen und nur unsere Nähe genossen. In diese Idylle kam ein Anruf aus dem Pflegeheim, dass es meiner Mutter schlecht ginge und sie ins Krankenhaus gebracht wird. Wir sind dann sofort zu ihr gefahren. Sie hat sich danach nie wieder richtig erholt. Und es sollte noch schlimmer kommen mit ihr.
Ein anderes Problem waren unsere Kinder. Dieter hatte gesagt er will keine halben Sachen mehr, keine Wochenendbeziehung und keine Treffen immer nur wann es mir passte. Er wollte mich ganz oder gar nicht. Das heißt, er wollte wieder bei mir einziehen und

zwar so schnell wie möglich. Die beiden Mädchen waren nicht so das Problem. Sie schüttelten die Köpfe, konnten uns nicht verstehen, aber im Grunde dachten sie sich wohl: Sollen die Alten doch machen was sie wollen! Bei Alexander was anders. Er liebte uns beide, hatte aber in der Vergangenheit sehr gelitten unter dem Verhalten seines Vaters und hatte so etwas wie Abneigung gegen ihn entwickelt. Das ging so weit, dass er einmal sagte: „Sollte der Papa jemals wieder hier einziehen bin ich weg." Wir haben mit ihm geredet und er sagte nur: „Ich finde es nicht richtig was ihr macht, aber das müsst ihr selber wissen. Ich will von dir Papa nur, dass du der Mama nicht mehr weh tust!"

Er ist dann doch nicht ausgezogen. Dieter hat sein Gespräch mit seiner Freundin gehabt, was nicht einfach war wie er sagte. Sie konnte es nicht verstehen, wollte nicht loslassen. Verständlich. Ich habe Ralf einen ehrlichen Brief geschrieben. Ich wusste wie sehr ich ihm damit weh tue, aber ich konnte nicht anders. Es kam eine fassungslose SMS zurück. Zum ersten Mal war er mit seiner Wortwahl nicht mehr so zurückhaltend. Er war sehr enttäuscht und verletzt. Ich konnte ihn so gut verstehen. Aber ich hatte mich entschieden. Dann haben Dieter und ich uns eine Auszeit genommen. Wir haben die nächsten vier Tage in Kressenbach in seiner Wohnung verbracht. Es war eine Wahnsinnszeit. Wir haben uns die drei Teile von dem Film „Der Herr der Ringe" besorgt, und haben vier Tage auf der Couch und im Bett verbracht. Wir haben uns vier Tage und Nächte lang geliebt. Wir konnten nicht genug voneinander bekommen und haben nur losgelassen, wenn einer in die Küche ging um was zu essen zu holen. Es hätte von mir aus immer so weitergehen können. In der Silvesternacht haben wir im Garten gestanden, haben uns umarmt und geweint. In diesem Moment waren wir die glücklichsten Menschen unter Gottes Himmel. Aber dann wurde es Zeit, dass wir uns dem Alltag wieder stellten. Es galt viel zu planen und vorzubereiten für unser neues Leben. Ich musste wieder arbeiten gehen. Die Wohnung unter meiner, sollte zwei Monate später frei werden. Nach einem Gespräch mit meinem Vermieter beschlossen wir, in diese Wohnung umzuziehen. Erstens war sie etwas größer und zweitens hat Dieter mir einmal gesagt, als er das erste Mal zu mir gezogen ist, hat es sich immer ein bisschen als Gast in meiner Wohnung gefühlt.

Das konnte ich nachvollziehen. Die neue Wohnung sollte unsere gemeinsame werden. Dieter war sehr lieb und aufmerksam und ich war glücklich ihn bei mir zu haben. Er versuchte auch Alexander in das Familienleben mit einzubeziehen und wir saßen oft abends bei Gesellschaftsspielen zusammen. Dann wurde es Zeit seine Wohnung auszuräumen und umzuziehen. Es wurde wieder etwas hektisch in unserem Leben und nach dem ganzen Umzugsstress wurde der Ton schon manchmal etwas ungeduldiger.

Besonders Alexander kam mit der hektischen Art meines Mannes nicht sehr gut zurecht und fing wieder an sich zurückzuziehen. Ich habe das alles mit sehr gemischten Gefühlen beobachtet. Außerdem stellte ich mir jetzt auch wieder die Frage, ob das mit dem schnellen zusammenziehen wirklich richtig war. Ich gab wieder mal meine Freiheit auf. Aber in Wirklichkeit war ich ja schon lange nicht mehr frei. Ich kam sowieso nicht von meinem Mann los. Also schob ich diese Gedanken wieder beiseite. Dieter hatte viele Pläne für unser neues Leben. Wenn wir den Umzug hinter uns hatten wollte er mit mir ein paar Tage verreisen. Er wollte endlich seinem Motorrad-Führerschein fertig machen und mit mir Ausflüge machen. Darauf freute ich mich besonders. Er wollte mir den lang versprochenen Ring kaufen und einen Tanzkurs für Disco Fox mit mir besuchen. Er wollte immer sofort mit mir reden, wenn ihn etwas störte und nicht wieder seinen ganzen Groll in sich rein fressen. Und er wollte sparsamer Leben, damit wir uns das alles auch leisten konnten. Von all diesen schönen Vorsätzen ist nichts wahr geworden. Das einzige was er wirklich versucht hatte, ist immer gleich mit mir zu reden, wenn ihm etwas nicht gefiel. Aber irgendwie liefen diese Gespräche nicht so, wie er sich das gewünscht hatte. Es lag zum Teil auch an mir, denn ich konnte einfach nicht richtig auf ihn eingehen. Manchmal habe ich es selber bemerkt und konnte es aber nicht ändern. Warum weiß ich nicht. Aber das alles kam schleichend. Zunächst bemühten wir uns um Harmonie. Dieter wollte schon lange ein kleines Aquarium und hat sich diesen Traum jetzt erfüllt. Das Equipment dafür war nicht ganz billig, also musste unser geplanter Kurztrip erst mal verschoben werden. Ich fand es schade, aber nicht dramatisch. Ich gönnte ihm seinen Spaß. Was mich dabei vielmehr störte war, dass er ein

Aquarium einrichtet, ohne eine Ahnung davon zu haben und es auch nicht für nötig hielt sich vorher zu informieren. Also war ich diejenige, die Literatur besorgte und dafür sorgte, dass die Fische optimale Lebensbedingungen erhielten. Am Anfang fand mein Mann das ganze sehr spannend.

Aber mit der Zeit war ich diejenige, die die Fische mit allem was dazugehörte fast ganz allein versorgte. Ich hätte es natürlich auch bleiben lassen können. Es war sein Aquarium. Aber dann hätten die Fische gelitten und das hätte ich nicht mit ansehen können. Dann fing Dieter wieder an Dart zu spielen. Zweimal in der Woche war er zum Proben oder zu Turnieren unterwegs. Ich fand es gut, dass er etwas tat, was ihm Spaß machte und nicht nur zu Hause rumsaß, denn er war ja arbeitslos. Außerdem hatte ich dann auch mal einen freien Abend, an dem ich zuhause treiben konnte was ich wollte. Aber dieses Hobby war auch nicht ganz so billig, also musste auch mein versprochener Ring noch etwas im Schaufenster liegen bleiben. Dann entdeckte mein Mann, der Sammler und Jäger, eine nicht ganz billige Sammlung schöner Feuerwehrautos, von denen jede Woche ein neues in die Geschäfte kam. Aber nicht bei uns, sondern im Nachbarort. Das heißt, jede Woche ca. 20 km fahren um ein neues Auto zu kaufen. Manchmal waren diese Dinger kaputt wenn es sie auspackte. Das bedeutete dann nochmal zurück und umtauschen. Und wenn man schon mal da war, konnte man ja auch gleich noch irgendwo ein, zwei Kaffee trinken oder mal durch die Kaufhäuser streifen und schauen was es Neues gab. Vier Feuerwehrauto im Monat plus Benzingeld und den dazugehörigen Kaffee, waren schon fast der Tanzkurs für eine Person gewesen. Zwischendurch ging auch noch sein Auto kaputt und es musste ein anderes her. Vom Motorradführerschein war dann natürlich erst recht keine Rede mehr. All diese Dinge für sich alleine gesehen, können natürlich keine Beziehung gefährden. Vieles kann man mit Humor nehmen, über anderes kann man versuchen zu reden. Aber es kam wieder mal eins zum anderen und langsam schlich sich wieder eine ungute Stimmung ein. So hätte es Dieter z. B. gerne gesehen, wenn ich mit zum Dart spielen gegangen wäre. Ein paar Mal habe ich es auch getan, aber ich habe gemerkt es bringt mir nichts, ist nicht meine Welt. Also bin ich wieder zuhause geblieben. Oder ich habe mich darüber beschwert, dass er, um ein kleines Feuerwehrauto zu kaufen, fünf Stunden wegblieb, ohne es für nötig zu halten mir mal zwischendurch Bescheid zu sagen.

Ein anderes Thema war Nähe, Wärme, Schlafzimmer. Ich brauchte mehr Schlaf als mein Mann. Außerdem gehe ich arbeiten und muss morgens früh raus. Also gehe ich in der Regel früh – das heißt zwischen 22:00 und 23:00 Uhr – schlafen. Anfangs ist Dieter fast immer mitgegangen und es hat mir gutgetan neben ihm einzuschlafen und ihn zu spüren. Aber auch das hat mit der Zeit wieder nachgelassen und er ist immer öfter vor dem Fernseher liegengeblieben. Wenn er doch mal mitging, konnte er oft nicht einschlafen und ist nach einer halben Stunde wieder aufgestanden. Nur wenn wir miteinander geschlafen hatten, was immer noch sehr schön war mit ihm, konnte er gut einschlafen. Es gab Abende an denen ich mich trotz seiner Anwesenheit sehr einsam fühlte und Sehnsucht nach ihm hatte. Aber es war schon wieder so, dass ich es ihm nicht zeigen konnte, obwohl ich weiß, dass er darauf gewartet hatte. Wenn man nicht miteinander reden kann und wenig Gemeinsamkeiten hat, dann verliert auch die schönste Sache der Welt, die körperliche Berührung mit einem Menschen den man liebt, seinen Reiz.

Im Jahr zuvor hatte Ralf mir zum Geburtstag eine Ballonfahrt geschenkt. Er hatte sie geplant und gebucht zu einem Zeitpunkt, als die Welt für uns beide noch in Ordnung war und wollte es dann aber nicht mehr rückgängig machen. Es sei denn, mein Mann hätte etwas dagegen. Ich habe mit Dieter gesprochen und er sagte es sei in Ordnung für ihn. Im Mai 2004, also drei Monate nach unserem Umzug, war der Termin. Ich weiß das Ralf sich diesen Tag ganz anders vorgestellt hatte und auch für Dieter war es sicher nicht einfach. Es war ein Feiertag und da ich mir eine Fahrt in den Sonnenaufgang ausgesucht hatte, kam Ralf morgens gegen 5:00 Uhr um Dieter, Caro und mich abzuholen. Es wurde ein sehr schöner Tag. Alle Beteiligten haben sich große Mühe gegeben. Die beiden Männer sind distanziert aber freundlich miteinander umgegangen und besonders bei Dieter habe ich mich hinterher noch mal bedankt. Dafür, dass seine Eifersucht auf Ralf nie nachgelassen hat, hat er diesen Tag gut gemeistert.

Der Zustand meiner Mutter wurde immer schlechter. Sie wurde zum richtigen Pflegefall. Konnte nicht mehr laufen und musste jetzt auch Windeln anziehen. Da sie anfangs geistig noch fit war, kam sie mit alldem schwer zurecht. Denn sie war eine Frau die zeitlebens selber ihren Mann gestanden hatte und nur sehr schwer fremde Hilfe annehmen konnte. Aber dann kam eine schnell fortschreitende Demenz dazu und oft wusste sie dann nicht mehr, wer wir sind und wo sie war. Glücklicherweise war das Pflegeheim nebenan und so konnten wir uns abwechselnd um sie kümmern. Aber es war sehr schwer diesen schnellen Verfall meiner einstmals so großen, starken Mutter - die auch nie ein wirklich schönes Leben gehabt hatte - mit anzusehen. Die Sorge um meine Mutter, die Unfähigkeit meiner Kinder ihr Leben in den Griff zu bekommen und die Kälte, die sich zwischen Dieter und mir wieder ausbreitete, das alles zehrte sehr an meinen Nerven. Meine widersprüchlichen Gefühle für ihn fingen wieder an mich innerlich zu zerreißen.
Mit Beginn des Frühlings hatte er auch wieder viel Schwarzarbeit. Oft war ich froh, wenn er nicht zuhause war. Denn die Nähe meines Mannes, den ich wie wahnsinnig liebte und der mir schon wieder so fremd wurde, war oft nicht auszuhalten und hat mich innerlich zerfressen.
Zu Ralf hatte ich regelmäßigen SMS – Kontakt. Ich war immer sehr zurückhaltend. Aber in ganz verzweifelten Momenten habe ich auch schon mal etwas offener und intensiver geschrieben und so kam von Ralf eines Tages Post mit der CD von meiner Ballonfahrt. Außerdem war in dem Päckchen noch eine von ihm aufgenommene CD die unsere gemeinsame Zeit in Form von Liedern wiedergab. Auf der CD stand "Missing You". Für Dieter muss es grausam gewesen sein. Er hat mich immer wieder gebeten, den Kontakt zu reduzieren. Immer wieder habe ich ihm versichert, dass ich nur ihn liebe, mich ganz bewusst für ihn entschieden habe und für Ralf nur freundschaftliche Gefühle habe. Was auch wirklich der Wahrheit entsprach. Ich mochte Ralf sehr gerne, aber lieben konnte ich ihn nicht. Ich habe dann einfach den SMS-Ton meines Handys lautlos gestellt. Nicht weil ich Heimlichkeiten vor ihm

haben wollte, sondern weil ich merkte, wie er jedes Mal litt wenn mein Handy piepste.
Außerdem fing ich auch wieder an sein Handy zu kontrollieren. Ich habe mich dafür gehasst, aber ich wollte wissen was er treibt. Denn er war oft einfach sehr lange weg. Tagsüber und auch abends. Ein – zweimal habe ich Dinge gefunden, die nicht dem entsprachen was er mir erzählte. Es war nicht wirklich dramatisch. Ich glaube es war eine Trotzreaktion auf mein Verhalten. Aber es war ein Vertrauensbruch und es gab erbitterten Streit.

Dieter hatte ein Handy mit Karte. Er wollte jetzt umstellen auf Vertrag, weil es viel günstiger sei. Da er aber negativ in der Schufa stand, bat er mich, es auf meinen Namen laufen zu lassen. Ich wollte nicht, sagte ihm, ich hätte wegen ihm schon genug Schulden am Hals. Was ich ihm nicht sagte war, dass ich manchmal schon wieder ganz vorsichtig daran dachte, dass unser Zusammenleben sicher nicht mehr lange halten würde. Und dann sitze ich da, mit seinen Handyrechnungen. Aber dann gab ich doch nach. Wie immer. Ich wollte die Kluft zwischen uns nicht noch mehr vergrößern und noch wollte ich ihn ja nicht verlieren. Es würde schon weitergehen, irgendwie.
Der Sex mit ihm war für mich immer noch wunderschön. Nicht mehr so oft und auch nicht mehr so abwechslungsreich und phantasievoll wie früher, aber dafür sehr intensiv. Ich habe mir oft mehr von ihm gewünscht. Mehr Nähe, Liebe, Sex, Berührung. Ich hatte oft Sehnsucht danach, konnte es aber nicht zeigen. Ich weiß nicht warum, denn ich wusste, dass es so sehr darauf gewartet hatte.

Am Morgen meines 49. Geburtstages, ich hatte gerade die Türklinke in der Hand um zur Arbeit zu gehen, kam ein Anruf aus dem Pflegeheim. Meiner Mutter ging es sehr schlecht, ich solle bitte sofort kommen. Drei Minuten später war ich da, aber es war schon zu spät. Sie war für immer eingeschlafen. Und obwohl wir damit rechneten, dass es nicht mehr sehr lange dauern würde und wir ihr die Ruhe und Erlösung ihrer Qualen wünschten, war es ein Schock. So plötzlich hatte keiner damit gerechnet.

Meine Schwester kam und wir konnten gemeinsam weinen und uns in Ruhe von unserer Mutter verabschieden. Der Rest des Tages ließ nicht viel Zeit für Trauer. Ich meldete mich in der Praxis ab und informierte den Rest der Familie. Dann rief ich meinen Mann an. Er war bestürzt und fragte, ob er nach Hause kommen soll. Er war auf einer Baustelle. Da ich wusste, dass er eine Terminarbeit hatte, sagte ich es wäre nicht nötig. Ich war ja nicht allein. Meine Geschwister waren da. Ich weiß, dass er alles hätte stehen und liegen lassen, wenn ich gesagt hätte: ich brauche dich jetzt. Aber er hätte mir doch nicht den Trost geben können, den ich gebraucht hätte. Meine Geschwister waren mir in diesem Moment näher als mein Mann.

Meine Freundin hatte mir am Abend zuvor einen Geburtstagskuchen gebacken, den sie uns jetzt brachte. Nacheinander kamen der Bestattungsunternehmer und der Pfarrer und es galt eine Menge zu organisieren. Am späten Nachmittag hatte dann auch Dieter Feierabend. Eine Stunde später waren wir allein und er sagte dann irgendwann zu mir, er hätte heute eigentlich Dart – Probe. Wenn ich will bleibt er aber auch gerne zuhause. Ich war nach diesen Tag so erschöpft, dass ich nur noch meine Ruhe wollte und sagte: „Ist schon in Ordnung - geh nur." Sicher hätte ich gerade jetzt einen Menschen gebraucht, der bei mir ist und mich in den Arm nimmt und bei dem ich endlich mal weinen kann. Aber ich dachte mir, wenn er es nicht für selbstverständlich hält an so einem Abend bei mir zu sein, dann kann er mir auch nicht wirklich Trost geben und Hilfe sein. Dann ist es besser ich bin alleine. Meine Freundin kam noch kurz vorbei, während Dieter sich gerade zum Ausgehen fertigmachte. Sie sah meinen Zustand und hat mich ein bisschen massiert, mir die Streicheleinheiten gegeben, die mein Mann mir nicht geben konnte. Und sie hat sich sehr gewundert, dass er nicht zuhause blieb. Am nächsten Tag habe ich das erst so richtig registriert: mein Mann lässt mich am Todestag meiner Mutter, der gleichzeitig mein Geburtstag war alleine, um Dart spielen zu gehen. Ich bin mir heute nicht sicher, ob er wirklich Dart spielen ging, aber dazu komme ich später. Aber von diesem Tag an war ein großer Bruch zwischen uns und in mir breiteten sich wieder Angst und eine große Kälte aus.

Der Beerdigungstermin war festgelegt. Ich hatte mir ein paar Tage frei genommen, denn bis dahin gab es noch viel zu erledigen, außerdem musste das Zimmer im Pflegeheim geräumt und die Sachen verteilt oder irgendwo untergestellt werden. Dieter stand mir in dieser Zeit hilfreich zur Seite. Aber später hat er mir mal gesagt, er wäre sich vorgekommen wie das fünfte Rad am Wagen. Er hätte nicht das Gefühl gehabt ich hätte ihn wirklich gebraucht. Ich habe ihn immer gebraucht, mein ganzes Leben lang habe ich ihn ganz dringend gebraucht, sonst wäre ich schon lange nicht mehr bei ihm.

Nachdem alles vorbei war und die Verwandtschaft wieder abgereist war, normalisierte sich das Leben wieder etwas.

Dieter hatte mit einem Bekannten zusammen eine große, 200 km entfernte Baustelle angenommen. Es galt einiges zu organisieren. Sie wollten einen Wohnwagen mitnehmen und nur an den Wochenenden nach Hause kommen, denn sie hatten sich ausgerechnet, dass sie ca. vier bis sechs Wochen zu tun hätten. Mitte November ging es los und da Alexander immer noch arbeitslos war, fuhr er auch mit. Ich war unendlich erleichtert, als sie dann an einem Montagmorgen, Mitte November, endlich Richtung Baustelle aufbrachen. Ich hatte eine ganze Woche für mich alleine. Das war nach den zermürbenden letzten Wochen und bei dem Gefühlschaos in dem ich schon wieder steckte, ganz dringend notwendig. Dieter meldete sich täglich und berichtete vom Ablauf. Abends kam eine gute Nacht SMS. Er schrieb, dass sie gemütlich im beheizten Wohnwagen zusammensäßen und Karten spielten und dass er mich ganz lieb habe. Ich freute mich von ihm zuhören und dass es allen gut ging, aber wirklich vermisst habe ich ihn nicht. Ich konnte ihm auch nie so liebevoll antworten, wie er es gerne gehabt hätte. Viel zu schnell ging die erste Woche um und Freitagabend waren sie und ihre Schmutzwäsche wieder da. An den Wochenenden während dieser Zeit war Dieter sehr viel zuhause bei mir.

Ich freute mich, dass er da war, aber irgendwie konnte ich ihn nicht mehr richtig genießen. Da half auch die Woche Abstand dazwischen nicht viel.

Am 08. Dezember hatte Caro Geburtstag. Sie wollte nicht feiern, hat sich aber gewünscht mit mir essen zu gehen. Wir hatten einen gemütlichen Abend mit guten Gesprächen. Gegen Ende des Abends sagte sie plötzlich zu mir: „Du Mama, der Alexander hat was auf dem Herzen, was ihn schon seit drei Wochen quält. Es geht um Papa. Er möchte gerne mit dir darüber reden, aber er traut sich nicht. Er hat Angst davor dir weh zu tun und was kaputt zu machen." Eigentlich hätte mir dieser Mitteilung Angst machen müssen, aber ich bin ganz ruhig geblieben. Als ich am folgenden Wochenende mit Alexander mal alleine zuhause war, sprach ich ihn darauf an. Ich habe gemerkt wie schwer es im fiel, denn er hatte Angst mir weh zu tun. Was Alexander seit drei Wochen mit sich rum schleppte war folgendes:
Seit Beginn der Baustelle hatte Dieter per Handy einen sehr intensiven Kontakt mit einer Frau, die unter einem Männernamen in seinem Handy stand und die er wohl schon länger kannte. Es gingen wohl ein Dutzend und mehr SMS pro Tag hin und her und auch ab und zu gegenseitige Anrufe noch spät in der Nacht. Der Inhalt was sehr vertraut und intim. Dieter machte das ganz öffentlich, verbarg es nicht vor seinem Sohn. Ich hatte so etwas zwar nicht erwartet, aber es hat mich auch nicht umgehauen. Ich fand es nur eine Schweinerei, dass er seinem Sohn so etwas antat nach all den Verletzungen die Alexander schon davongetragen hat. Heute glaube ich es war Absicht: Er hatte seinen Sohn missbraucht um mir mitzuteilen: So geht es nicht mehr weiter mit uns!

Ich habe mich sehr lange mit Alexander unterhalten, und für mich gab es nur eins: Trennung - und zwar so schnell wie möglich. Nur weg von diesem Mann, der mich zugrunde richtet. Alexander sagte: „Mama, es tut mir leid, aber ich hoffe du hast jetzt wirklich endlich mal kapiert, dass es nicht gut geht mit euch beiden! Der Papa ändert sich nie. Der ist wie er ist." Es war sehr seltsam, aber ich habe keinen Schmerz gespürt. Ich war ganz ruhig und gelassen. Ich habe mit Alexander dann auch darüber geredet, dass ich mir eine Wohnung für mich alleine suche, denn für ihn würde es auch mal Zeit endlich selbstständig zu werden. Er hatte immer noch keinen Führerschein, keine Arbeit, und verbrauchte sehr viel Geld. Er sah im Moment keine Perspektiven für sich, fand keinen Anfang

und ließ sich einfach nur treiben. Und solange er sich auf meine Kosten ausruhen konnte, würde sich das auch nicht ändern. Es fiel mir nicht leicht ihn gehen zu lassen. Ich hätte ihn gerne noch ein bisschen beschützt, aber das wäre Gift für ihn gewesen. Und ich brauchte auch endlich mal meine Ruhe.
Abends redete ich mit Dieter. Es war ein Gespräch wie es immer war. Er verharmloste alles, konnte gar nicht verstehen, warum ich mich so aufregte. Er hätte nur aus Langeweile mit diesen dummen SMS angefangen. Mehr wäre nicht gewesen. Ich sprach von Verletzungen, Enttäuschung und Trennung. Wir redeten noch eine Weile ohne wirklich weiterzukommen und irgendwann ging ich ins Bett. Es wurde dann ein sehr kühles Wochenende und Montagfrüh sind sie wieder zu ihrer Baustelle aufgebrochen. An seiner Handyrechnung, die ein paar Tage später kam, konnte ich sehen, dass er in der Vergangenheit, also schon lange vor der Baustelle, schon öfter mit ihr telefoniert hatte. Zu jeder Tages- und Nachtzeit, sogar auch am Todestag meiner Mutter hatte er sie am Nachmittag angerufen. Deshalb war ich mir dann auch nicht mehr so sicher, ob er wirklich Dart spielen war.

Eine Woche später, kurz vor Weihnachten 2004 war die Baustelle fertig und die Männer wieder zu Hause. Ich war mir immer noch ganz sicher - ich wollte mich von Dieter trennen. Ich hatte das ganze letzte Jahr nochmal Revue passieren lassen und habe versucht diese Wahnsinnsgefühle nochmal abzurufen, die wir vor genau einem Jahr hatten. Die Silvesternacht, in der wir uns weinend vor Glück in den Armen lagen. Aber es war nichts mehr davon da.

Wie konnte das wieder passieren? Was ist schiefgelaufen, was haben wir übersehen, falsch gemacht? Es kann ja sein, dass wir wirklich nicht zusammenpassten. Aber warum kamen wir dann nicht voneinander los? Warum überwältigten uns immer unsere Gefühle füreinander und nach ein paar Wochen ist alles wieder vorbei? Warum konnten wir unsere Träume nicht verwirklichen? Ich finde keine Antwort auf all diese Fragen. Ich wusste nur, es ist mal wieder vorbei. Dieter konnte es nicht verstehen. Er wollte keine Trennung. Er sagte, so viel haben wir miteinander durchgestanden. In diesem Jahr habe ich mir wirklich nichts zuschulden kommen lassen. So viele Frauen hast du mir verziehen und wegen ein paar harmlosen SMS willst du alles wegwerfen? Wir hätten darüber reden können. Aber das berührte mich alles nicht mehr. Es war alles leer in mir.

Es wurde ein schlimmes Weihnachtsfest. Wir schmückten zwar einen Baum, aber keiner hatte Weihnachtsstimmung. Dieter sagte, dieses Weihnachten sei schlimmer für ihn als die Feiertage im Knast. Silvester waren wir bei meinem Bruder eingeladen. Wir machten gute Miene zum bösen Spiel. In den kommenden Wochen machten wir uns auf Wohnungssuche. Keiner von uns konnte alleine in dieser teuren Wohnung bleiben. Caro wohnte mit einer Freundin zusammen, wollte aber auch umziehen, weil sie sich nicht mehr verstanden - also mussten innerhalb kurzer Zeit vier kleine billige Wohnungen gefunden werden. Dieter hatte im Moment keine Arbeit und war viel zu Hause. Ich bekam ihn jetzt fast mehr zu Gesicht als in den Wochen zuvor. Wir lebten friedlich, freundlich und meistens schweigend nebeneinander her. Abends beim Fernsehen lag jeder in seiner Sofaecke. Alexander fragte mal irgendwann: „Ist eure Trennung eigentlich noch aktuell? So wie ihr miteinander umgeht, könnte man meinen es ist wieder alles in bester Ordnung." Abends lagen wir nebeneinander im Bett. Zweimal haben wir in den drei Monaten bis zum Auszug miteinander geschlafen. Es war ein verzweifeltes aneinanderklammern und es war wunderschön. Aber es änderte nichts mehr.
Ich hatte oft Sehnsucht nach ihm. Manchmal hatte ich Zweifel, ob es richtig war, was wir machten. Und manchmal war ich kurz davor zu sagen, lass uns zusammen eine kleine Wohnung suchen. Aber ich habe alle diese aufkommenden Gedanken und Gefühle unterdrückt. Irgendwann musste mal Schluss sein mit diesem ganzen Irrsinn. Wir fanden alle vier innerhalb kurzer Zeit Wohnungen. Alexander zog mit einem Freund zusammen. Caro fand im Nachbarort eine schöne kleine Wohnung. Dieter zog wieder nach Kressenbach in die WG, seine alte Wohnung dort war noch frei und ich fand eine kleine günstige Altbauwohnung. Zwar längst nicht so

komfortabel wie die alte, aber ich würde es mir gemütlich machen und wichtig war, ich konnte die Miete bezahlen. Ich verdiente nicht mehr viel, weil ich unter der pfändbaren Grenze bleiben musste und einen Nebenjob hatte ich zurzeit auch keinen.
Die nächste Zeit wurde hektisch und ungemütlich. Wir richteten unseren neuen Wohnungen ein und trugen nach und nach alles aus der alten Wohnung raus. Dieter wollte von mir wissen, wie es weitergehe, wenn wir ausgezogen sind. Bleiben wir in Kontakt, versuchen wir Freunde zu bleiben, oder will ich ihn gar nicht mehr sehen? Ich fing an zu weinen und sagte: „Ich weiß es auch noch nicht. Es ist vielleicht das Beste, wenn wir uns erst mal nicht sehen." Aber wirklich überzeugt war ich nicht von meinen Worten.

Endlich waren wir fertig. Alexander war schon vor einer Woche ausgezogen. Nur das Schlafzimmer und ein paar Kleinigkeiten waren noch da und sollten am nächsten Tag in meine neue Wohnung.
Es war unsere letzte gemeinsame Nacht und ich hatte Angst ins Bett zu gehen. Dieter kam kurz nach mir ins Bett. Da konnte ich mich nicht mehr beherrschen und fing an zu weinen. Dieter holte mich in seinen Armen und seine Nähe tat mir unwahrscheinlich gut. Ich wurde ruhiger und bin irgendwann eingeschlafen. Aber dadurch wurde der nächste Tag nur noch schwerer.

Siebeneinhalb Jahre nach meiner ersten Trennung lag ich nun wieder in einer neuen Wohnung alleine in meinem Bett. Nur mit dem Unterschied, dass ich mich dieses Mal nicht leicht und frei fühlte. Ich weinte mich verzweifelt in den Schlaf und wachte am nächsten Morgen total gerädert auf.
Ich hatte jetzt zwei Wochen Urlaub und hatte für diese Zeit viele Pläne und Vorstellungen. In der letzten Zeit hatte ich mich ziemlich vernachlässigt. Das sollte sich jetzt ändern. Ich wollte mich verwöhnen mit Wellness-Tagen zuhause, vielen Spaziergängen und Fahrradtouren an der frischen Luft. Ich wollte ein bisschen mehr auf gesunde Ernährung achten und weniger rauchen. Meine Freundin zu einem Kneipenabend überreden, was Leckeres kochen und meine Kinder zum Essen einladen und vielleicht auch mal Ralf besuchen.

Ich hatte nicht erwartet, dass diese Zeit leicht werden würde. Womit ich nicht gerechnet habe war dieser völlige Zusammenbruch. Von all diesen Dingen ist nichts wahr geworden. Ich bin in ein ganz tiefes Loch gefallen. Ich stehe morgens auf, gehe abends schlafen und dazwischen ist nichts. Ich habe kaum Appetit, kann keine Musik hören ohne in Depressionen zu verfallen und weine sehr viel. Aus dem Haus gehe ich nur, wenn es unbedingt nötig ist. Alexander kommt jeden Tag kurz vorbei und in dieser Zeit reiße ich mich zusammen. Ich möchte nicht, dass meine Kinder wissen wie es mir geht. Dieter war ein paarmal da, weil es immer noch irgendwas zu regeln und zu klären gab. Er hat immer versucht mit mir zu reden, aber ich habe abgeblockt. Ich bin im Moment nicht in der Verfassung mit ihm zu reden. Er sagt jedes Mal zu mir, ich weiß das es dir nicht gut geht. Wenn irgendwas ist, ruf mich an, ich bin immer für dich da. Und immer, wenn er wieder weg war, war ich am Boden zerstört.

Nachwort

Ich werde mein Buch jetzt endgültig abschließen. Ich weiß noch nicht wie es in meinem Leben weitergeht und ich weiß auch nicht, ob das jetzt die letzte Trennung war. Vielleicht schaffe ich es dieses dunkle Tal zu überwinden und dann ein neues Leben ohne Dieter anfangen zu können. Im Moment kann ich es mir noch nicht vorstellen. Ich weiß nur eins: Ich liebe meinen Mann sehr und das wird auch immer so bleiben. Ich habe in den letzten sieben Jahren viel über mich selbst erfahren. Ich habe eine ganz neue Doris kennengelernt und vieles davon hat mich erschreckt.

Ich weiß noch nicht wie ich mit diesen ganzen Erkenntnissen umgehen soll und in welche Richtung sie mich führen werden. Vielleicht gibt es Menschen die mein Buch lesen werden, die sich darin wiedererkennen und dann wissen - Sie sind nicht allein mit einem solchen Wahnsinn.

Dieses Buch zu schreiben ist mir sehr schwer gefallen, mich immer wieder mit den Dingen aus meiner Vergangenheit zu beschäftigen, ging oft weit über meine Kräfte. Aber es war auch wie ein Zwang, alles immer wieder zu durchleben, alles nochmal zu fühlen. Ich hoffte, dadurch endlich Antworten zu finden.

Meine Kinder haben mich immer wieder bestärkt weiterzumachen. Ich denke, auch ihnen hat es geholfen, sich selber ein bisschen zu verstehen.

Ganz besonders danken möchte ich meiner Freundin Monika, die immer für mich da war und viele Tränen aushalten musste, die aber nie Partei ergriffen hat und nie versucht hat mir Ratschläge zu geben. Sie hat mich immer so genommen wie ich bin.

Anmerkungen der Kinder

Wir möchten allen Lesern mitteilen, dass unsere Mutter es geschafft hat, aus diesem schwarzen dunklen Tal wieder herauszukommen. Es war unseres Wissens nach die letzte und endgültige Trennung. Sie hat angefangen IHR Leben zu leben. Hat die Zeit mit ihren Kindern, Enkelkindern, Freunden und ihren Hobbys verbracht.

Jedoch hat sie kurze Zeit später erfahren das sie erneut an Krebs erkrankt war. Diesmal war er allerdings in ihrem Körper schon so weit fortgeschritten, dass es keine Möglichkeit auf Heilung gab.

Sie hat - nachdem sie ihr Buch geschrieben hat - lange überlegt, ob sie es veröffentlichen soll oder nicht. Ob es Menschen gibt, die es mit Interesse lesen würden und ob es Menschen gibt, denen es vielleicht auch in ihrer Situation helfen würde.

Unsere Mutter hat sich für eine Veröffentlichung entschieden und stand mit verschiedenen Verlegern in Kontakt. Leider hat sie im Laufe der Zeit die Kraft verlassen und sie verstarb im August 2012 im Alter von 56 Jahren. Wir Kinder haben jetzt - vier Jahre später - erst die Kraft ihren letzten Wunsch in die Tat umzusetzen.
Aus diesem Grund veröffentlichen wir im Dezember 2016 das Buch unserer Mutter Doris Bernatek und behalten sie in liebevoller Erinnerung.

Was wurde aus jedem einzelnen

Nach der endgültigen Trennung hatte unser Vater verschiedene Partnerinnen an seiner Seite. Er arbeitete nach wie vor hart und war immer helfend zur Stelle, wenn er gebraucht wurde. Er liebte uns Kinder und seine Enkelkinder sehr und war immer für jeden da. Leider verstarb auch er im Oktober 2015 sehr plötzlich im Alter von 68 Jahren.

Alex ist inzwischen 34 Jahre alt und hat seine eigene kleine Familie. Er ist verheiratet, hat 2 Kinder von 1 bis 7 Jahren und einen festen Job. Er lebt mit seiner Familie heute noch in Steinau.

Caro ist 36 Jahre alt, sie ist alleinerziehende Mama von 3 Kindern im Alter von 3 bis 7 Jahren und wird in Kürze wieder ins Berufsleben starten. Auch sie lebt noch in Steinau.

Kerstin ist 42 Jahre alt, ist geschieden und ihre 2 Kinder sind Erwachsen. Sie ist in einer langjährigen Beziehung und hat sich für eine berufliche Veränderung entschieden und ist in Ausbildung in einem Pflegeberuf.

Alle Namen von Menschen die nichts mit der Familie und engen Freunden zu tun haben, wurden in diesem Buch geändert.

Bibliografische Information der Deutschen Nationalbibliothek: Die Deutsche Nationalbibliothek verzeichnet diese Publikation in der Deutschen Nationalbibliografie; detaillierte bibliografische Daten sind im Internet über dnb.dnb.de abrufbar.

©2016 Kerstin Bernatek

Herstellung und Verlag:

BoD – Books on Demand, Norderstedt

ISBN 978-3-7431-5243-4

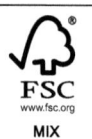